お灸堂院長 すきさん 著

ゆるませ養生

〝何だかしんどい〟を楽にする

「自分を大事にする作法」

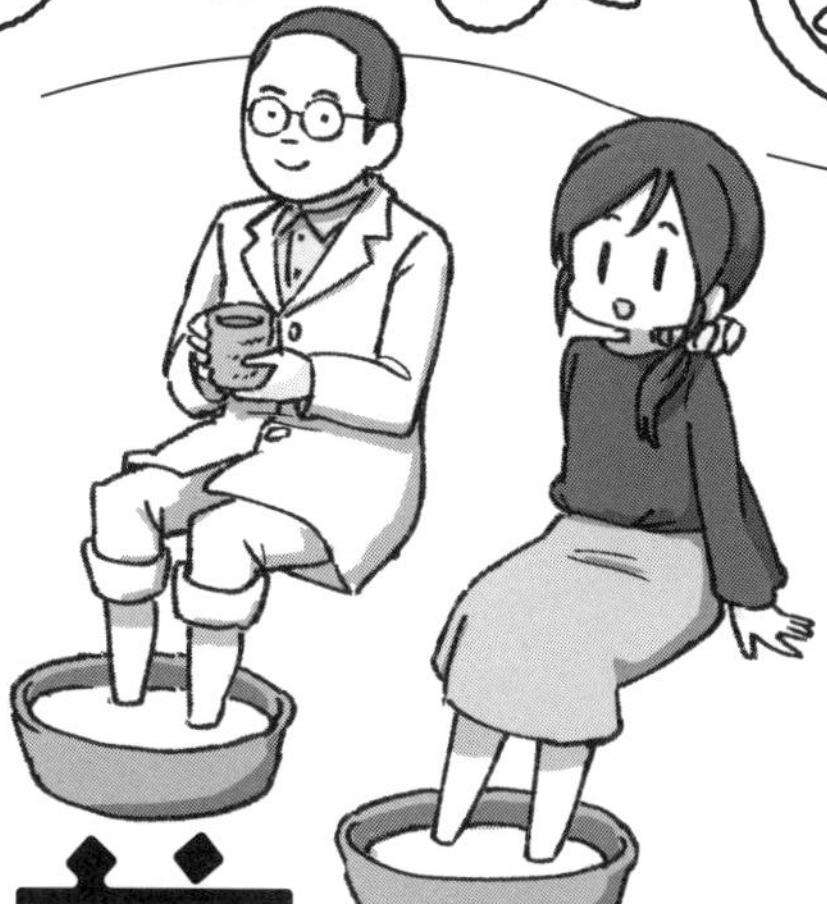

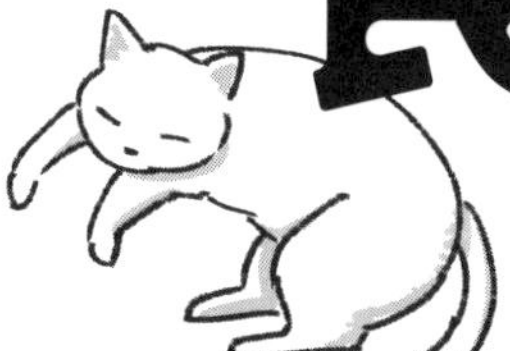

大和書房

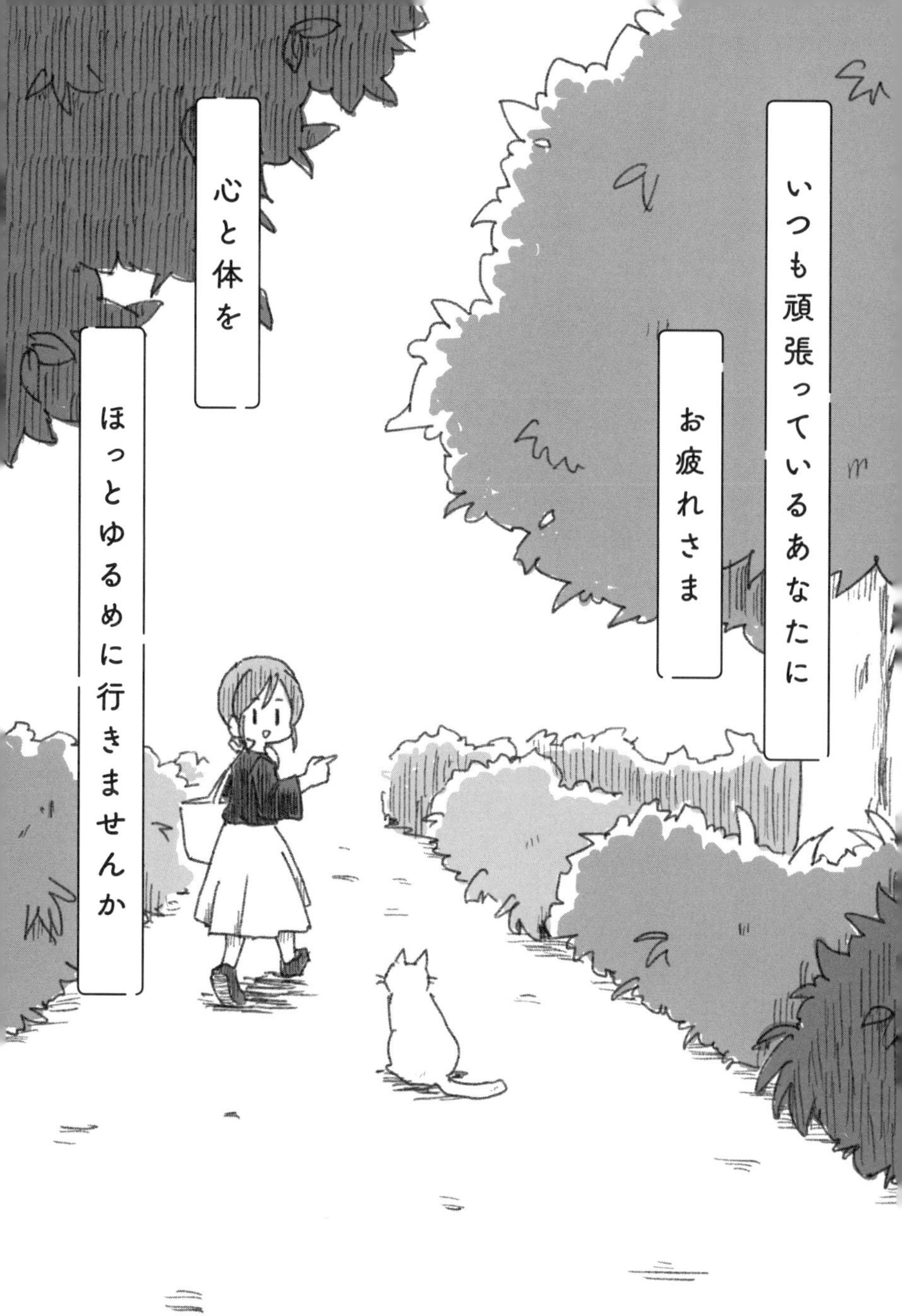
いつも頑張っているあなたに
お疲れさま
心と体を
ほっとゆるめに行きませんか

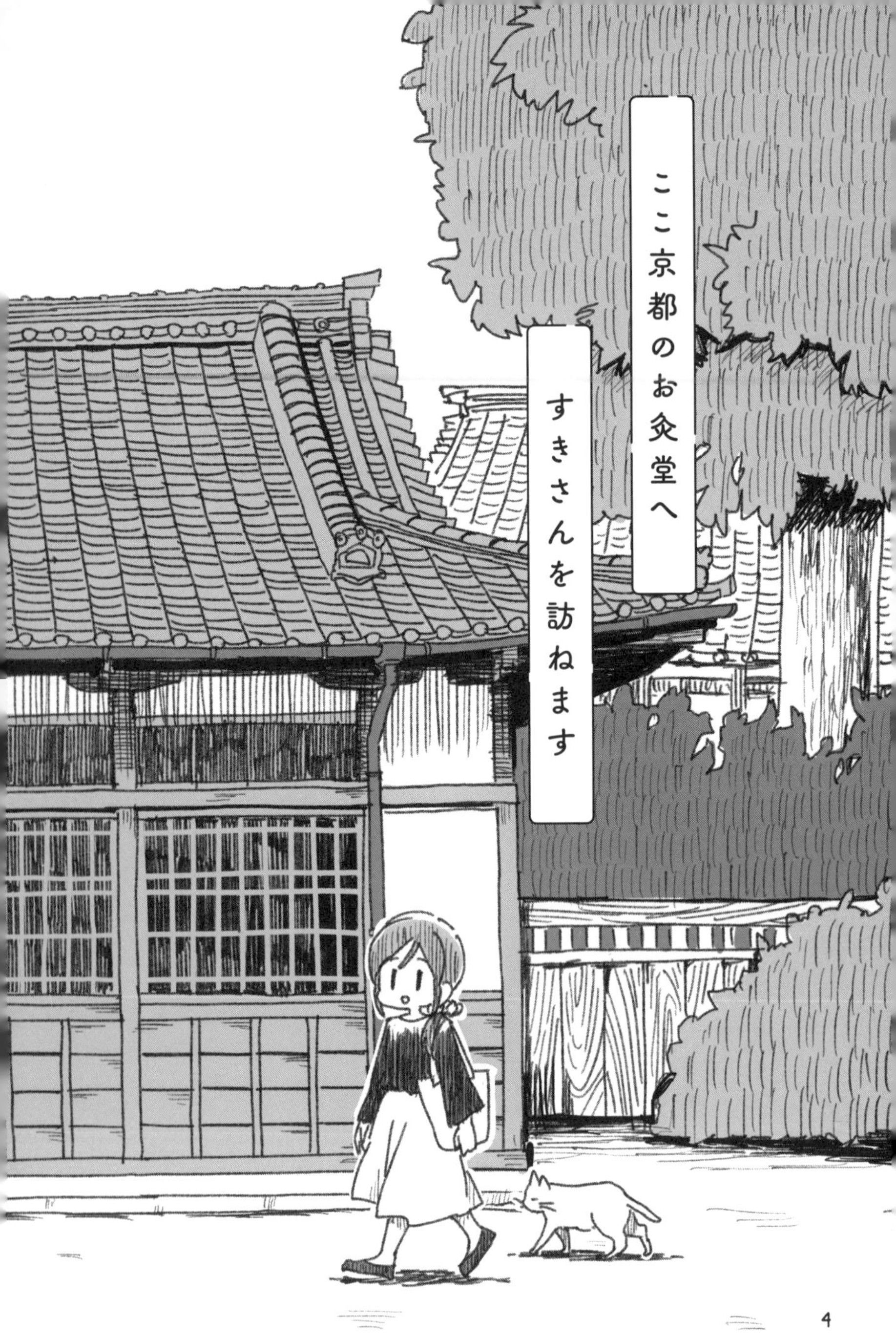
ここ京都のお灸堂へ
すきさんを訪ねます

温め方、ゆるめ方、養い方……

「養生」の世界に触れてみましょう

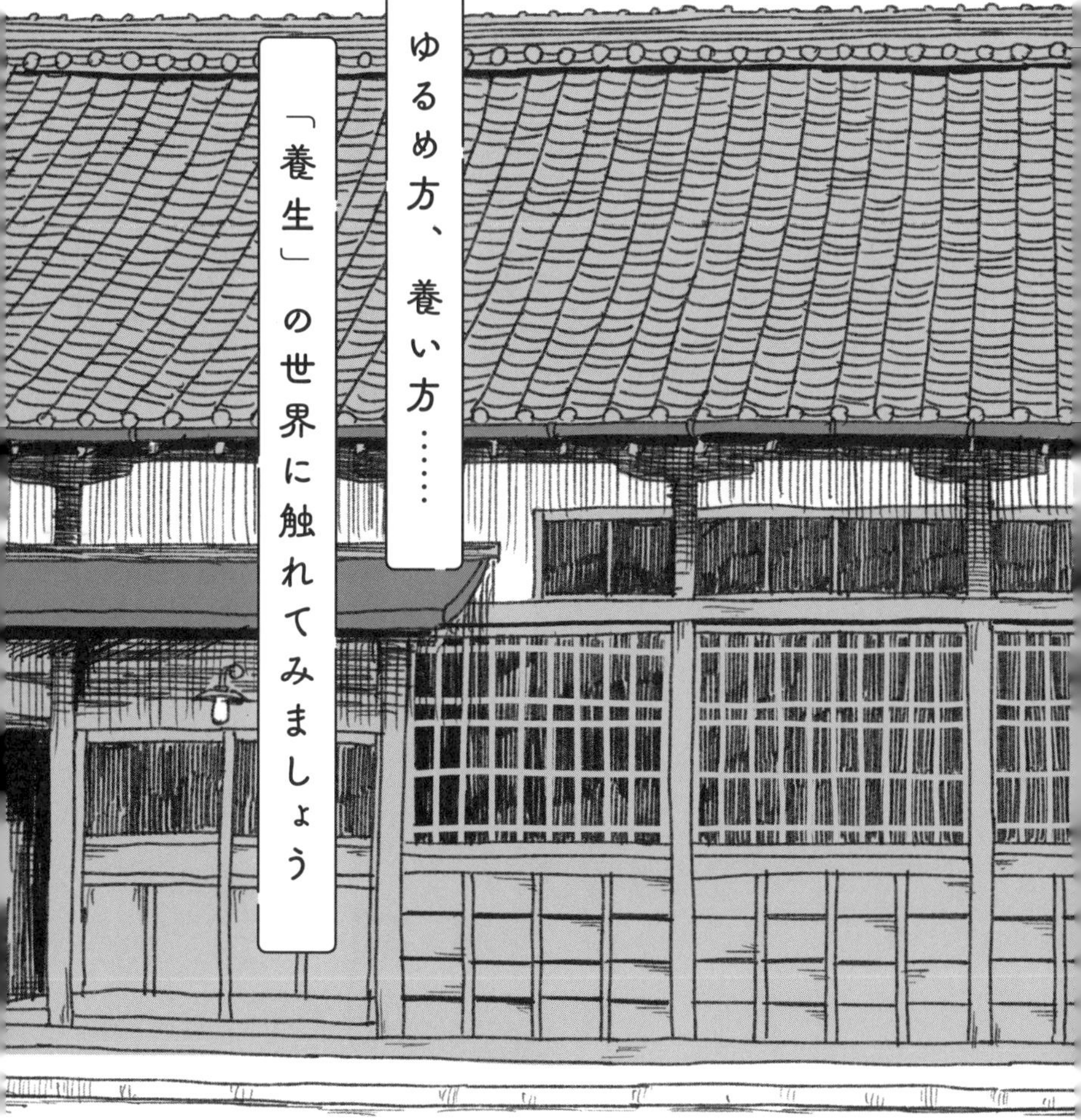

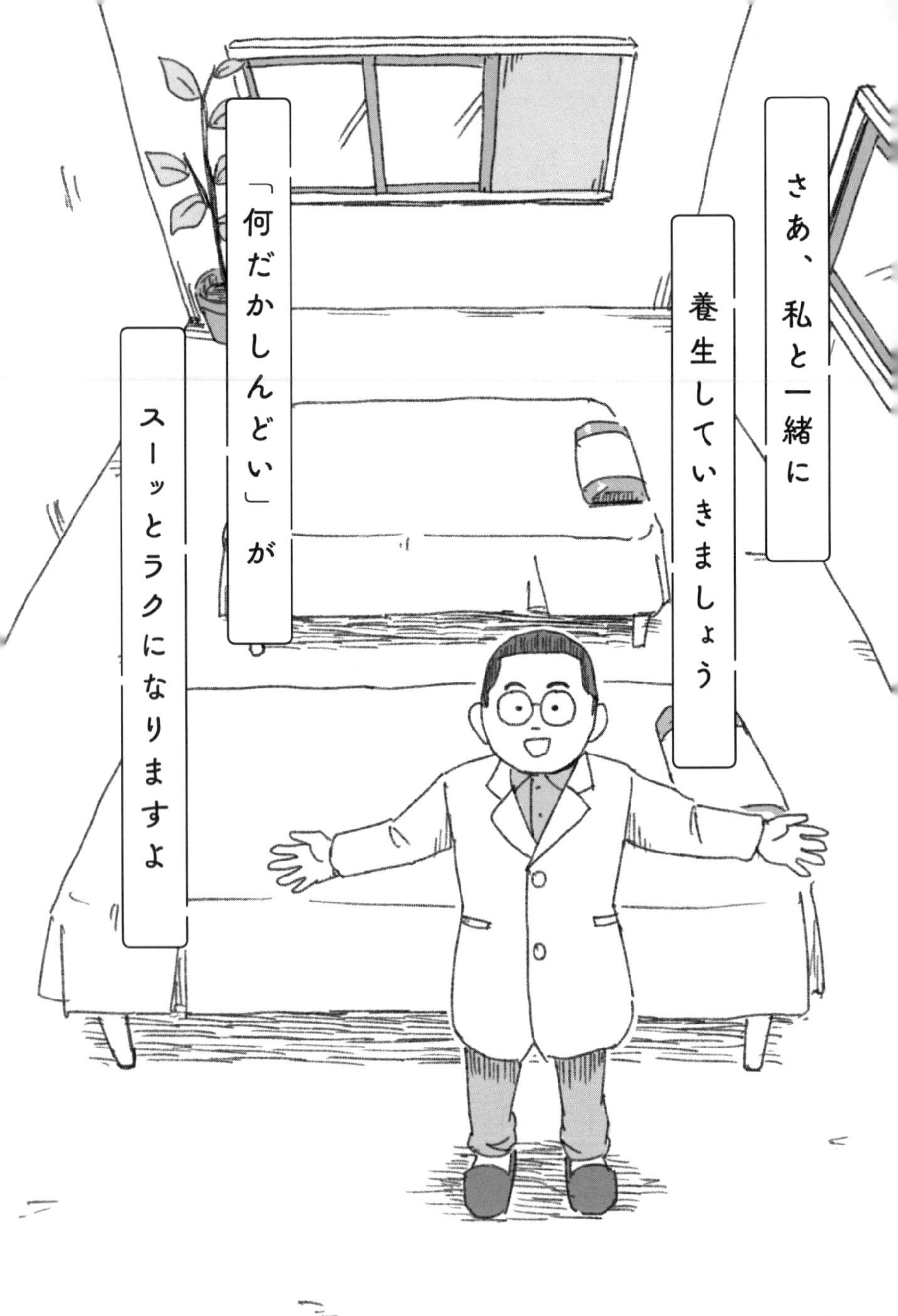
さあ、私と一緒に
養生していきましょう
「何だかしんどい」が
スーッとラクになりますよ

PROLOGUE
——何だか「しんどい」を抱えているあなたへ

はじめまして、私は京都でお灸《きゅう》と養生《ようじょう》の専門の治療院「お灸堂」の院長を務めています。鋤柄《すきから》と申します。

お灸堂で悩みを抱える方に施術をする傍《かたわ》ら、SNS上で養生（体の養い方など）について毎日つぶやいています。なので、もしかしたら、私のつぶやきを一度くらい見かけたことがある人もいらっしゃるかもしれません。界隈《かいわい》では「すきさん」で通っていますので、どうぞ、そのように気安く呼んでください。

本書を手に取ってくださったということは、あなたはきっと、何かしらの不調やしんどさを抱えていらっしゃることでしょう。

そういったお悩みを改善するのが本書の目的ですが、まずはなぜ、そのようなしんどさを感じてしまうのかを考えていきたいと思います。

なぜ、私たちは気づいたら しんどくなっているのか？

私の院には、何ともいえないしんどさを抱えた方々が全国（まれに海外）からいらっしゃいます。

来院された方には、施術の前に、必ずお悩みに関することだけではなく、生活習慣などの日々の過ごし方についてもお伺いしています。

皆さんのお話を伺っていると、アスリートのように日々体に強い負荷を与えていたり、不眠不休で仕事を続けたりなどという人は、むしろ少数です。

ほとんどの人は、各々《おのおの》にとって普通の生活を営んでいる中で、

「特にこれといった理由もなく」

「気が付いたらいつのまにか」
漠然《ばくぜん》としたしんどさを感じるようになっています。

つまり、多くの人々をしんどくさせている原因というのは、「これ」という具合に明確に特定することが難しいような、**〝無意識的な日常の中〟**にあるということです。

「あなたの不調の原因は〇〇でした」とハッキリ言い切ることができれば対策も立てやすいのですが、そうはいかないのが、こういったお悩みの改善を難しくさせています。

ゆらゆらとバランスを取り続ける、それが「いのち」

私たちの体調というのは、木や岩のように安定したものではありません。

たとえるならシーソーのように、常にゆらゆらと動きながらバランスを取り続けています。

「緊張と弛緩《しかん》」
「疲労と回復」
「仕事と遊び」

このような配分が、ある程度の範囲に保たれてさえいれば、調子を崩《くず》すということは基本的にはありません。

ところが、現実はそうはいきません。

私たちは、何かというと「頑張る」が口グセになっています。

お悩みを抱えてお灸堂にいらっしゃる人は、ほとんどみんな「頑張り屋さん」。「頑張りグセ」がついている人って、本当に多いんです。

もちろん、「頑張り屋さん」であることは、とても素敵なことです。ただし、その人の負担にならない「頑張り」でなくてはいけません。

頑張るというのは「頑《かたく》なに張る」ということですから、無意識のうちに歯を食いしばって固くなっているわけです。

はじめのうちは「頑張る」でなんとかなりますけど、ずっと続けると体は固さを増していきます。

いずれバランスを乱したまま固まって、そのうち、冒頭でご紹介したような「何ともいえないしんどさ」を抱えることになります。

固くなったままでは、力を発揮できない

考えてみると筋肉だって、ゆるんだ状態から固くなるときに、一番パワーが出るものです。だから一流のスポーツ選手というのは、普段はリラックスしています。彼らは「ここぞ」というときにサッと体を固くして、最もパワーを発揮できるようにしているのです。

ひるがえって、私たちはどうでしょう。

頑張り続けて体中が固くなり、いざというときに力が発揮できないということになってしまったら、何とも悲しいじゃありませんか。

つい頑張りすぎてしまいがちな私たち。

このシーソーの反対側に、一刻も早く「何か」をのせて、元通りのバランスが取れるようにしてあげないといけません。

この「頑張る」の対《つい》になるのが、本書のテーマでもある「養う」（養生）です。

現代人には、「養う」が、決定的に不足しているのです。

◎このバランスが取れていれば問題はない

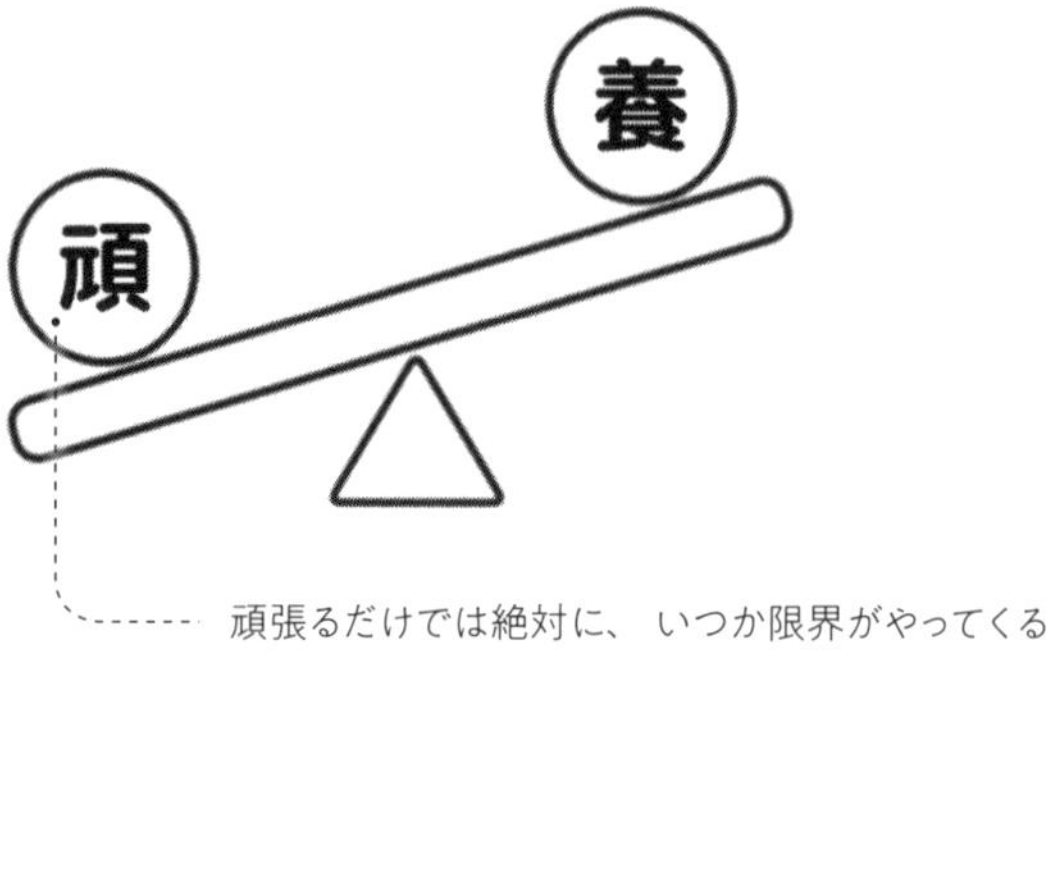

そもそも「養う」って、どういうこと？

さて、ここであなたはこんな疑問を持ったかもしれません。

「『養う』って、どうしたらいいの？」

「養う」というのは、要するに**「大事にしてあげる」**ということです。つまり、「体を養う」というのは「体を大事にしてあげる」ということ。

でも、これがなかなか難しい。

たとえばあなたは、こんな経験がありませんか？

・休日、一日中横になって、かえって疲れをためてしまう

・体力をつけようと筋トレやランニングに励んで、体を痛めてしまう
・気分転換のつもりで旅行に行ってみたら、むしろ疲れてしまった
・体によいといわれる物を食べても続かないし、効果もよくわからない
・というか、そもそもどこから手をつけていいのかわからない
……etc.

よかれと思ってしたことで、体はかえってしんどくなってしまう。「体を養う」というのはなんて難しいのだろうと感じているかもしれません。

本当は「体を養う」というのは決して難しいことではなく、誰にでもできるちょっとしたことなのですが……。

実際に、今挙げたような養い方というのは、体をむしろしんどくさせてしまうことがあります。

「怠けてる」んじゃなく「養ってる」んです

私たちはなんでこんなに養い下手で休み下手なんだろう。

これについてはしょうがないことだと思っています。だって、**みんなおそらく、今まで「養い方」を教わったことがない**んですから。

私たちは、子供の頃から「頑張る」方法はたくさん学んできましたけど、その対となる「養い方」や「休み方」を習うことは、ほとんどありません。むしろ、休むとたいてい怒られます。

「いやいや、養っているんですよ」と言って抗議しても、多分怒られてしまうことでしょう（笑）。

これはどうにもバランスが悪すぎる。だから、**ただ真面目に毎日生活をしているだけで、いつの間にかしんどくなってしまう**のです。

今まで無意識にあなたをしんどくさせていた「頑張る」を、少しずつ「養う」にシフトさせて、自分を大事にする作法を身につけていきましょう。

難しいことは一つもありませんので、どうぞ安心してください。

それでは、心地よく豊かな養生の世界へまいりましょう。

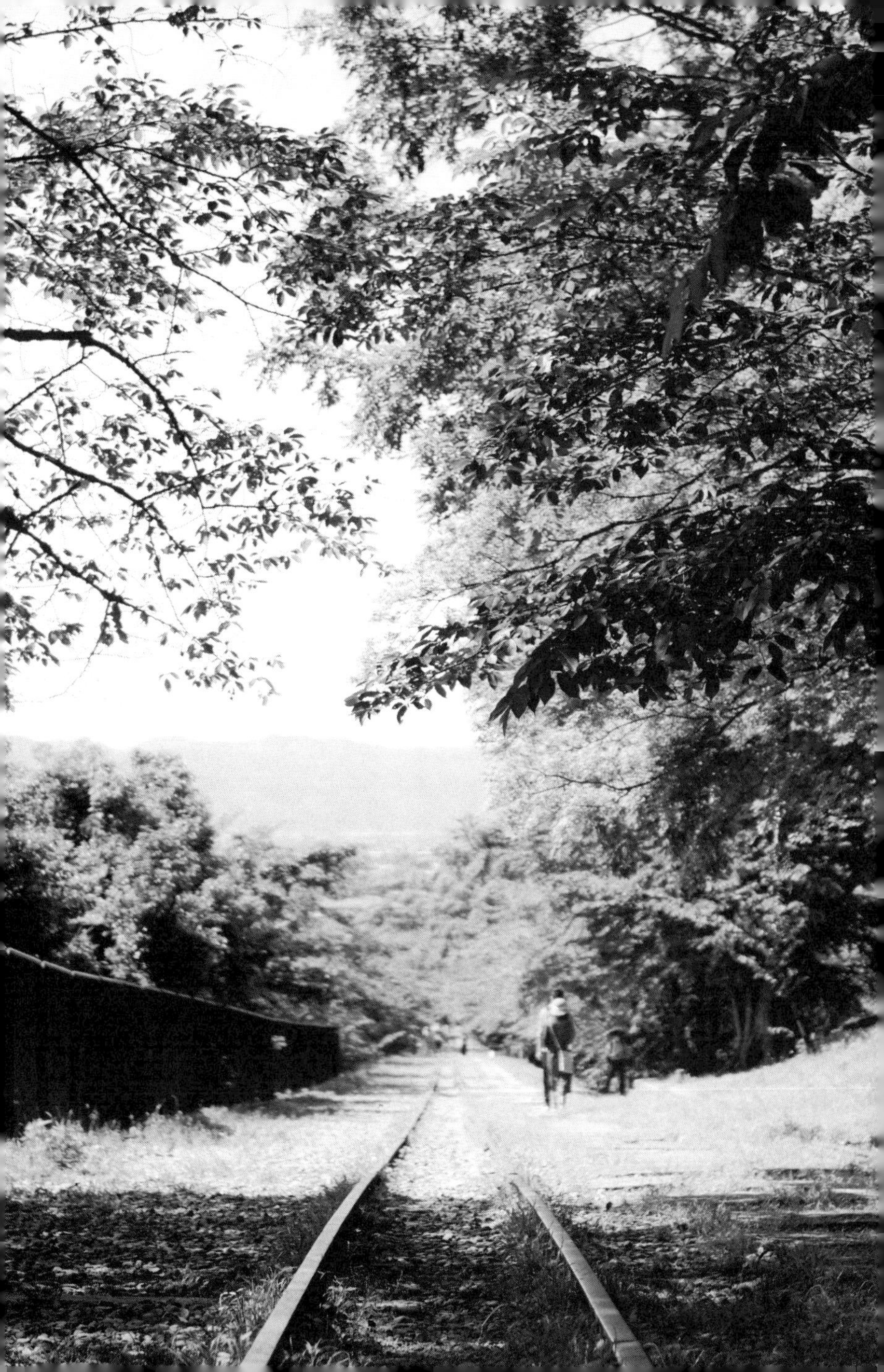

もくじ

CHAPTER

2

温める養生

CHAPTER

3

眠る養生

CHAPTER

4 触れる養生

CHAPTER

5

動く養生

CHAPTER

6 季節の養生

CHAPTER

7
環境の養生

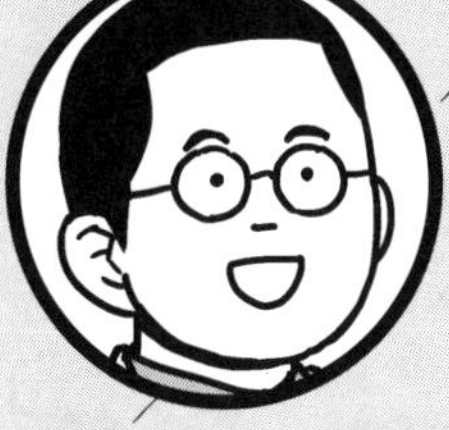

CHAPTER

1

養生とは「自分を大事にする作法」

毎日頑張る、あなたのための処方箋

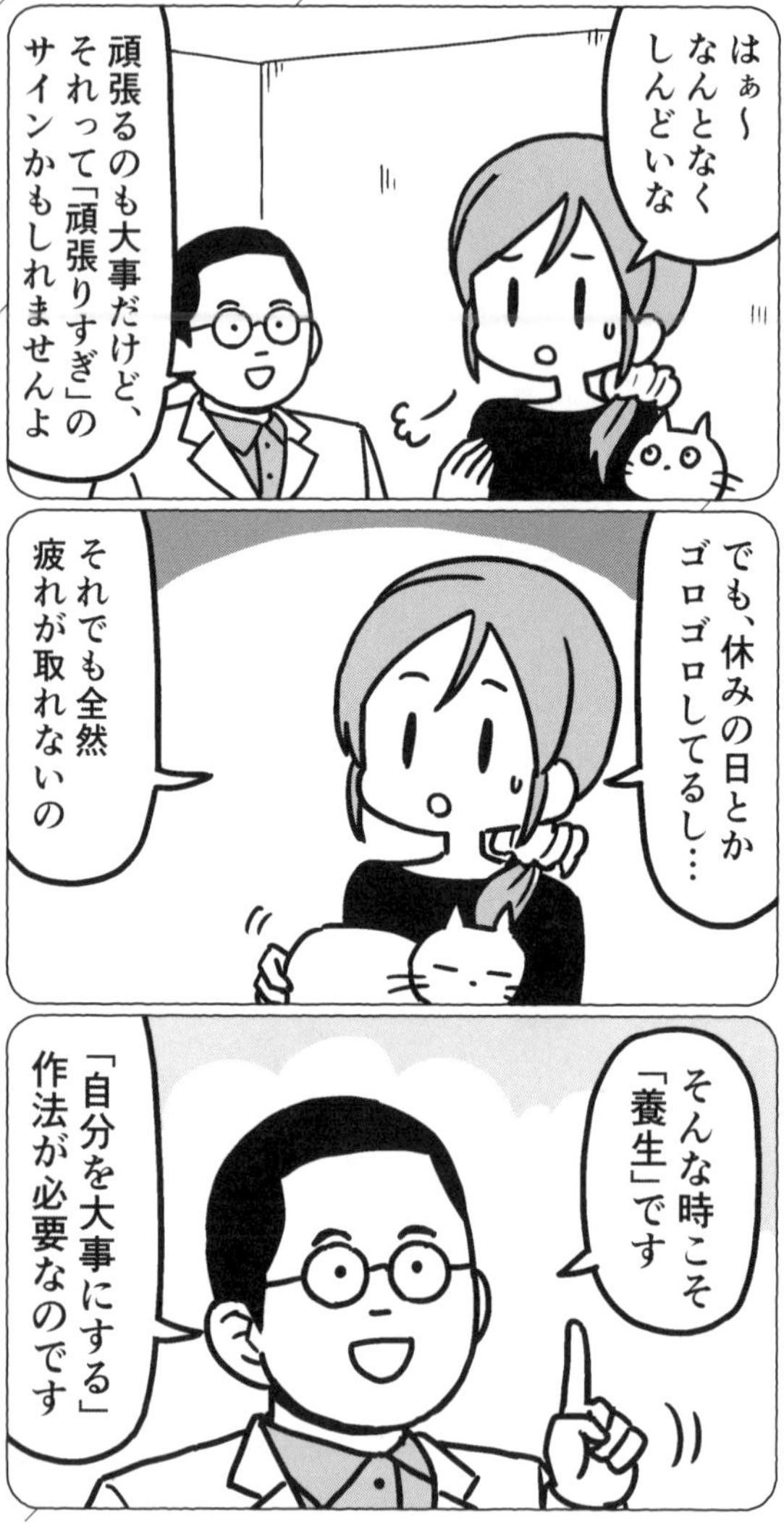

ごく当たり前のことで「何だかしんどい」をラクにする

それでは早速、あなた自身を養うことについてお話ししていきましょう。

私の専門は鍼灸《しんきゅう》などの東洋医学で、この分野には養うための具体的かつ実践的な方法が昔から存在します。

これを**「養生」**と呼びます。

養生とは、読んで字のごとく**「生命《いのち》を養う」**ことです。私たちの生命を保護したり、大事にしたりということを意味します。

要は、**自分を大事にする生き方や作法**ということです。

ペンキを塗るとき、周囲が汚れないように貼るシートのことを「養生シート」

といいますけど、あれには「物を保護する」という役割があります。

そう、私が本書でお伝えする「養生」と同じことです。

「養生」なんていうと、なんだか難しいように感じるかもしれませんが、養生シートと同じくらい、**私たちの身近にある「ごく当たり前のこと」**です。

その内容は、たとえば早寝早起き、手洗いうがい……みたいな、小さな子供でもできるようなことばかり。

肩透かしを食らったような気分ですか？

でも、その**「ごくごく簡単なこと」が積み重なって、あなたの体や人生を変えるほどの変化を生み出す**のです。

「気」のめぐりが大事

私たちは一度生まれたら、誰でもいつかは命が尽きて死んでしまいます。

体は鍛えたら強くなるけど、生命は鍛えても強くなりません。よく考えたら当たり前のことなんですけど、意外と見落としてしまうことです。

だから**頑張りすぎれば、それだけ早く燃え尽きてしまいます**。そして、生命の無駄づかいをすればするほど、どんどん消耗してしんどくなってしまいます。

頑張りすぎると減ってしまう、私たちの生命の源。東洋医学ではこれを**「気」**と表現します。

いきなり「気」と言われると、何となく「アヤシイ」感じがするかもしれませんので、もう少し補足します。

「気」とは動力、熱、エネルギーです。私たちの身の回りには、電気、空気、蒸気、熱気、天気、湿気、元気、勇気……。あげればきりがないくらい、たくさんの「気」であふれています。

見たり触ったりはできないけど、そこにあるもの。

人も自然も、根本は同じ「気」から成り立っています。

ですから昔の人は、体の中のことも、自然やその変化についても「気」というフィルターを通して観察しようと試みました。

何かが気になったけど何もないときに「気のせいかしら」なんていうことがありますけど、そんなときは、こう考えてみてください。

「気のせい」ではなくて、「気」のせい。

東洋医学をつくり上げた昔の人たちにとっては、「気がどのように変化しているのか？」というのが最も重要な問題でした。

体の気は「経絡《けいらく》」というルートを通って、体内の隅々《すみずみ》までめぐります（経路の上にあるのが「ツボ」です)。
　この**めぐりが保たれている状態が、健康な状態**。反対に、このめぐりやバランスに異常があると、悩みや不調を生じさせることになります。

「量の大小」よりずっと大切なこと

　現代では、どちらかというと「目に見えるもの」のほうが大切にされますから、目に見えない「気」や「めぐり」というのは、疎《おろそ》かにされがちです。
　でも**「気」の力があってはじめて**

◎全身をめぐる「気を運ぶルート」

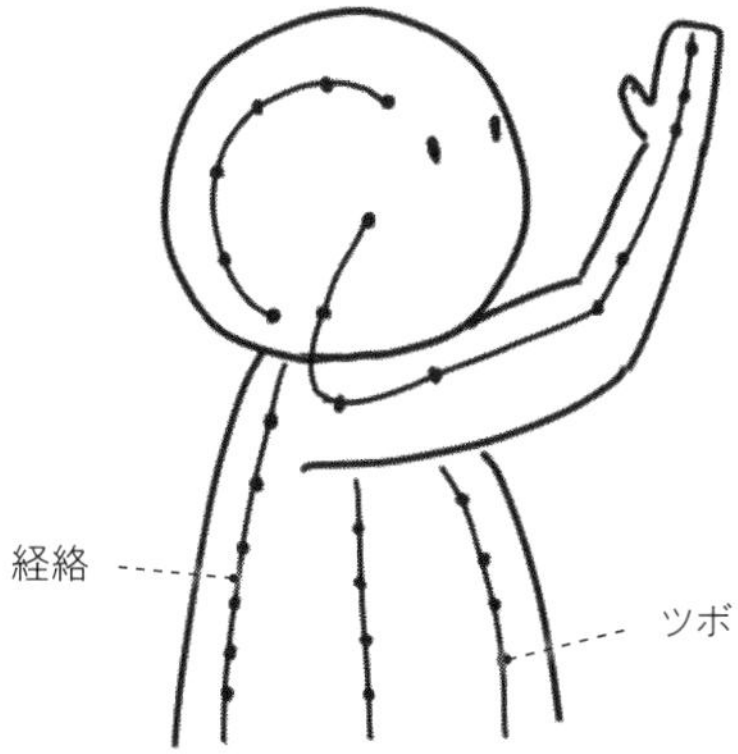

血液は全身の隅々までめぐり、筋肉は動くことができるということを忘れてはいけません。

十分な血液や筋肉を身につけていたとしても、それを動かす「気」が十分でなければ、せっかくの力を使い切ることはできないのです。

健康ブームもあって、トレーニングに励む人はものすごく増えましたが、この「気」の感覚の大切さというのは、見落とされているように思います。

お金にしても、人間関係にしても、「量の大小」というのは実は大きな問題ではありません。

それよりも大切なのは、**「めぐり」**です。それが大きくても小さくても、多くても少なくても関係ない。大切なのは、上手にめぐっていること。

それが、お金や人間関係、もちろん体を上手に使いこなす秘訣です。そしてこの「めぐり」をつかさどるのが「気」である、というわけなんです。

この**「めぐり」に意識を向けることが、体を養うために必要**です。

愛想笑いのたびに消耗する!?「スマイルが0円」なんて大間違い

今はもうなくなってしまったんですけど、その昔、有名な某ファーストフードチェーンのメニューには「スマイル」というものがありました。オーダーするときに「スマイルください」と言うと、店員さんがにっこり笑ってくれるという寸法です。

この「スマイル」の値段はいくらかというと、0円です。今にして思えば、**このスマイルには0円どころか大変な価値があるし、店員さんにとってはむしろ重労働だったのだろう**と思ったりします。

私たちも、空気を読んだり周囲に配慮をしたりすることを**「気をつかう」**なんて言ったりしますね。

実際に「気」というのは、つかうと減ります。「気配り」という言葉でもわかるように「人につかってしまう」もしくは「人に配ってしまう」わけですから。

「気」が減ったりめぐりが悪くなったりすると、すごく疲れを感じますし、ハッキリとした身体的不調となってあらわれます。たとえば……、

・緊張して固くなる
・冷える
・肩や関節がこる
・痛みが生じる
・疲れが取れなくなる　……ｅｔｃ.

緊張するところで一日過ごしていたら体がしんどくなった、みたいなことは、誰でも経験があると思います。

目には見えないけれど、とても大事な「気」の話

私たちの体が「気」から成り立っているというお話をしました。

さて、ではこの「気」はどこからやってくるのでしょうか。

「気」には、大きく2つの種類があります。

まず一つは**「先天《せんてん》の気」**といって、両親から受け継いだ「気」です。

生まれたての赤ちゃんって、真っ赤でやわらかくて温かいですよね。これは「気」が充実しているからです。**「気」が充実していると、体はやわらかく温かくなります。**

ただし「先天の気」は、一度生まれ落ちると、補給することはできません。年齢を重ねるごとに、少しずつ減少していきます。

この、どうしても減ってしまう「気」を補給してくれるのが、もう一つの**「後天《こうてん》の気」**です。

「後天の気」にはさらに2種類があり、空気から取り入れる「天の気」と、食事から取り入れる「地の気」があります。

私たちは、呼吸を止めても食事を止めても生きていくことはできませんよね。繰り返しになりますが、**「気」はまさに、私たちが生きていくためになくてはならない「生命の源」**です。

気のめぐりが悪くなると様々な不調を引き起こすと述べましたが、気が枯渇《こかつ》することは、すなわち「死」を意味します。

目には見えませんが、「気」とはそれくらい大事なものです。

おいそれと人に配ったりつかったりしないほうがいいし、ましてや頑張りすぎや不養生で無駄づかいしてはいけないのです。

すべての不調は、この「3つの原因」から

冒頭で多くの人々が「特に理由がわからないまま、何ともいえない不調に悩まされている」というお話をしました。

東洋医学では、こういった不調の原因を、３つに分けて考えています。どれも、私たちが生きていく上で避けては通れないものです。一つずつ見ていきましょう。

①ストレス（感情のアンバランス）

「ストレス」とだけ聞くと、ちょっとぼんやりとしてわかりにくいかもしれません。具体的には、「気持ち（感情）の偏《かたよ》り」のことを指します。

私たちの心は、常にフワフワと揺れています。正常な範囲内なら問題ありませんが、それが偏ると、体のほうにも影響があらわれます。

イライラして頭がカーッと熱くなり、肩がガチガチになってしまう。人間関係に悩んでモヤモヤとしていたら、肩がこってため息が多くなり、食欲がなくなってしまうなど。振り返って考えてみると、「気持ちの偏り」や「ストレス」が私たちの体に与える影響って、計り知れません。

②環境（気温や天気や季節などの変化）

天気や季節などが、私たちの体に影響を与えます。

雨降りの日に気分が落ち込んで関節が重くなるのもそうですし、人によっては、春とか夏といった特定の季節がどうしても苦手という人もいると思います。

ちなみに、ウイルスなども外から体に入ってくるものですから、この「環境」のカテゴリーに入ります。

③生活習慣（食事、睡眠、労働などの過不足）

食事、睡眠みたいな日常のことや労働のような日々のことです。食べすぎ、眠らなさすぎ、働きすぎ……等など。これはもう説明するまでもありませんが、これらを重ねると、どう考えても体はしんどくなります。

毎日のことだからあまり意識することはないかもしれませんけど、だからこそ、きちんと向き合っていきたいところです。

「普通を整えること」に勝る健康法はありません

私たちは、日々の生活の中でつらい思いをしたり、ついつい頑張りすぎてしまったりしますが、その一つひとつを経験するたびに、気をどんどん消耗します。気を消耗すると、体の中のめぐりが悪くなり、冷えて固くなります。

この世には、全くストレスがない人も、ずっと整った環境にいられる人もいません。私たちの何気ない生活の中で、常に気は消耗され続けますし、悩みはつくられている。

そういう意味では、生きている限り、こうした悩みから逃れられないとも感じるかもしれません。

でも逆にいえば、**「普通」のことを整えることが、最も体を養うことに役立つ**ということでもあります。

私が生活の中で「養うこと」をオススメするのは、そのあたりが理由になります。そして養生には3つの秘訣があります。

次ページから一つずつお伝えします。

養うコツ（1）
「特別なこと」より「普通のこと」

お灸堂で施術していると、患者さんから、

「先生は普段、どんな養生をしているんですか？」

と質問されることがよくあります。

養生を仕事にしている人が実践しているのは、一体どんなことなんだろう？

きっと何かすごいことをやっているに違いない……。

そんな期待の眼差しを向けられるのですけど、**私の返事は、ごくごく当たり前のこと。**たとえば、「睡眠時間をしっかり取っています」みたいなことばかりなので、相手をものすごくガッカリさせてしまったりします。

何だか申し訳ない。でも、大切なのってそういうことなんです。

「本当に体にいいこと」ほど、何だか地味な理由

体のためにすることには、「特別なこと」と「普通なこと」、この2つの種類があるように思います。

たとえばですが、たまの休みに温泉、高級なサプリメント、最新のエクササイズ、有名な先生の施術……ｅｔｃ．思わず誰かに自慢したくなってしまうような養生。ここでは、「特別な養生」と呼んでおきましょう。

反対に、散歩をする、よく噛んで食べる、体を冷やさないように靴下をはく、みたいな何でもない地味なものが、「普通の養生」です。

特別な養生というのは、とても魅力的です。すぐに効いて、何とかしてくれそうな気分になります。

一方で、普通の養生って、何だか地味ですよね。どれも日常の中にあるものなので、もはや意識することさえ少ないかもしれません。

「達人たち」の養生とは

私は個人的な趣味で「人はどのように体を養っているのか？」というテーマのインタビューをして、自分のＺＩＮＥにまとめる活動をしています。

そこで印象的なのは、**著名な臨床家やセラピストなどの養生の達人ほど、皆さん総じて、ごく普通の養生しかしていない**ということです。

たとえば「特に何もしていない」とか、「規則正しい生活を心がけています」みたいな、ものすごく普通の答えが返ってくるのです。

なんだか意外ですよね。「すごい人だけが知っている特別な養生」みたいなものがあってもいいのに。

そんな都合のいいものはないみたい。

でも、よく考えると「特別な健康の秘訣はない」というのは、ごく当たり前のことなんじゃないでしょうか。

たとえば、健康な歯をキープしたいとき最も大切なのは、名医の治療や検査ではなくて、日常の歯磨きです。こう考えると、わりと納得しやすいと思います。

それに、何か特別なことをしないと健康でいられないというのも、よくよく考えてみればおかしなことです。

だから、**養生の内容は、ごく普通のちょっとしたことばかり**です。「さあ、養生をやったるぞ！」と気合を入れていた方にとって、ひょっとしたらちょっと拍子抜けするような内容かもしれません。

だからこそ続けられるし、誰にとっても門戸が開かれているのです。

養うコツ（2）

刺激は「強く」より「弱く」

不調を抱える方々を見ていますと、元気になりたい、効果を得たい一心で、強い刺激を求めがちという傾向があります。「マッサージは痛いくらい強く、お風呂は熱いのをギリギリまで我慢」、こういう人は結構多い。

確かに、刺激が強いほうが変化がわかりやすいし、何となく達成感があって、やりがいがあるんですよね。

「良薬口に苦し」という言葉もあるくらいです。健康になるためには我慢しなければ、というのは、私たちに馴染んだ価値観なのかもしれません。

しかし、これは**体を養うルールからすれば、逆になることが多い**です。

漢方薬などの場合も、なんとなく「苦くて飲みにくい物」とイメージされていることが多いのですが、実際は、そうとは言い切れません。その人の体に合う漢方は飲みやすかったり、美味しく感じられたりする場合もあるそうです。

養生もこれと同じで、体に合ったものはたいてい快適です。

「良薬口に甘し」なのです。

「強い刺激」は体を乱す

実際、「強い刺激」というのは、生活の中に大きな波を起こします。若くて元気なうちは、普通にしているだけで気の量は十分ですから、その波の影響も少ないのでそれほど気にしなくていいのです。

でも、気が消耗している状態では、その波自体に大きく翻弄《ほんろう》されてしまいます。

「気」というのは体調によって増えたり減ったりしますし、それとは別に年齢を重ねるごとに減っていきます。

これを何かにたとえるなら、「海」と「小さな水たまり」です。

海に石をポチャン！　と投げ入れてもそんなに影響は出ませんけど、小さな水たまりに石を投げ入れたら、しぶきが飛び、大きな波紋が生じます。水たまりから水があふれ出るかもしれません。

これと同じことが、私たちの体にも言えるということです。

「しんどそうにしているときほど、努めて弱い刺激を」というのは、我々が施術のときに、特に意識していることです。

養生も「過ぎたるは及ばざるが如し」

鍼やお灸のような東洋医学の伝統的な治療は「副作用が少ない」というイメージを持たれることが多いようです。

しかし、そうとも限りません。施術というのも、体にとっては刺激です。

刺激である以上は、誤った方法なら副作用も起こります。

最もよくあるのが、**刺激を強くしすぎたときに起こる反応**です。必要以上の刺激を与えると、お灸ならば「灸あたり」をしますし、もみほぐしなら「もみ返し」と呼ばれる独特のだるさが出ることもあります。

こういった反応のことを好転反応と呼ぶ場合もありますが、その線引きはあいまいで、必ずしもいいことばかりではありません。こうした反応が出た場合は、体に対する刺激量が強すぎたと判断して、治療や施術をいったん中断したほうがよいと私は思います。

それに、**「養う」っていうのは私たちの日常に組み込んでいくものですから、刺激は適量でないといけません。**

「過ぎたるは及ばざるが如《ごと》し」という有名な言葉もあるくらいですから。

養うコツ（3）

「丁寧な暮らし」より「適当な生活」

「体を養いましょう。生活に気をつけましょう」なんて話をすると、

「わかりました！　丁寧な暮らしを心がけたらいいんですね」

と返されることがあるんです。

その気持ちはわかるんですが、私がお伝えしたいこととは、ちょっとだけ違うんです。

というのも、**「体を養う」というのは、実は「丁寧な暮らし」とは真逆のことも多い**んですね。誤解されることが多いので、その点をくわしくお話しします。

体を養うにあたってまず大切なのは、大きな流れを押さえて、それを取りこぼ

さないようにすること。
後はだんだんと「よい加減」に「適当にしていく」ということです。
この「適当」がポイントです。
「丁寧」よりも「適当」がむしろＯＫなんです。

たまには「誘惑に負ける」ことがあっていい

正直なことを言えば、お灸と養生のプロである私だって、本当は毎日好きなものを好きなだけ食べていたいし、お酒をたくさん飲みたいし、夜遅くまでゲームで遊んだりしたいわけです。実際そうしてしまうことだって、たまにはあります。

でも、いつもそれをやってしまうと、生活の諸々《もろもろ》に支障が出てしまうし、長い人生で考えると、健康で楽しく過ごす期間を短くしてしまうことになります。たとえその瞬間は楽しくても、長い目で見ると「損」なんです。

だから、しぶしぶ最低限の「養い」を生活に組み込んでいるというわけなのです。

ですから、**ハードルや意識はできるだけ低く、適当に養ってください。**

それだけで体はラクになるし、ラクになるから「養い」を続けるモチベーションになります。

あなたにとっての「適当」を見つけていきましょう。

もしも頑張れなくても自分を責めなくていい、これだけの理由

これまで「養生」とは何かお話ししてきました。

この「養生」のメガネを通して世界をながめてみると、社会に対する違和感みたいなものが見えてきます。

私たちの日常、つまり現代社会では、常に安定した成果とか成長を望まれています。昨日までできていたことができなくなると具合が悪いし、会社の売り上げだって、右肩上がりでないと大問題。

でも、**一日、一年には「気」の流れに盛衰《せいすい》があり、私たちのパフォーマンスは決して一定ではありません。**

また、私たちが持っている「気」の量は、生まれた瞬間が最も充実していて、

そこからは死ぬまで、一定のスピードで減り続けていきます。

もちろん、昔はできなかったことが、時間をおいてからやっとできるようになるということは、個別にはあります。でも、20代の頃の体力を60代まで維持し続けるというのは、無理があります。ピークを過ぎたら、体力も、気の量も、確実に下がります。

人にはそれぞれ「固有のリズム」がある

ここで想像してみてください。

ただじっと立っているのは疲れますね。

でも、好きな音楽を聴きながら、それに合わせて体を揺らしたり踊ったりしていると、どうでしょうか？　不思議と体は疲れないし、時間もあっという間に過ぎてしまいます。

反対に、全く知らない、好みではない音楽を聴いているときって、どうですか？　それ自体が苦痛ですし、音楽に合わせて体を動かそうとすると、途端に体もしんどくなるでしょう。

何が言いたいかというと、**私たちの体には、それぞれ固有のリズムがある**ということ。他人とは違う、自分だけのリズムがあります。

この「自分が本来持っているリズム」と「自然のリズム」をチューニング（周波数を同調させること）していくのが、無理なく長く、物事を続ける秘訣です。

「ちょっとした歪み」の積み重ねが、しんどさを生む

このルールを無視し続けていると、様々なことに歪みが出てきます。

こうした「ちょっとした歪み」の積み重ねが、現代人の抱えるしんどさや生きづらさの原因につながっていくんじゃないか……などと、日々、悩みを抱える方々の体をみながら、私は感じているわけです。

本書では、「お灸と養生」の専門家である私の観点から、自分を養うちょっとしたコツや考え方のヒントを紹介していきます。

読む前と後では、自分に対する捉え方が変わって、ちょっと肩の荷が下りてスッキリしている。

そんなふうに思っていただきたくて、この本を書きました。ぜひ、最後までお付き合いください。

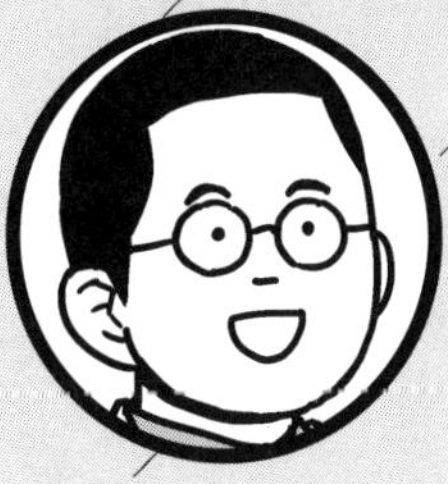

CHAPTER

2

温める養生

「温めること」はしつこい疲れの特効薬

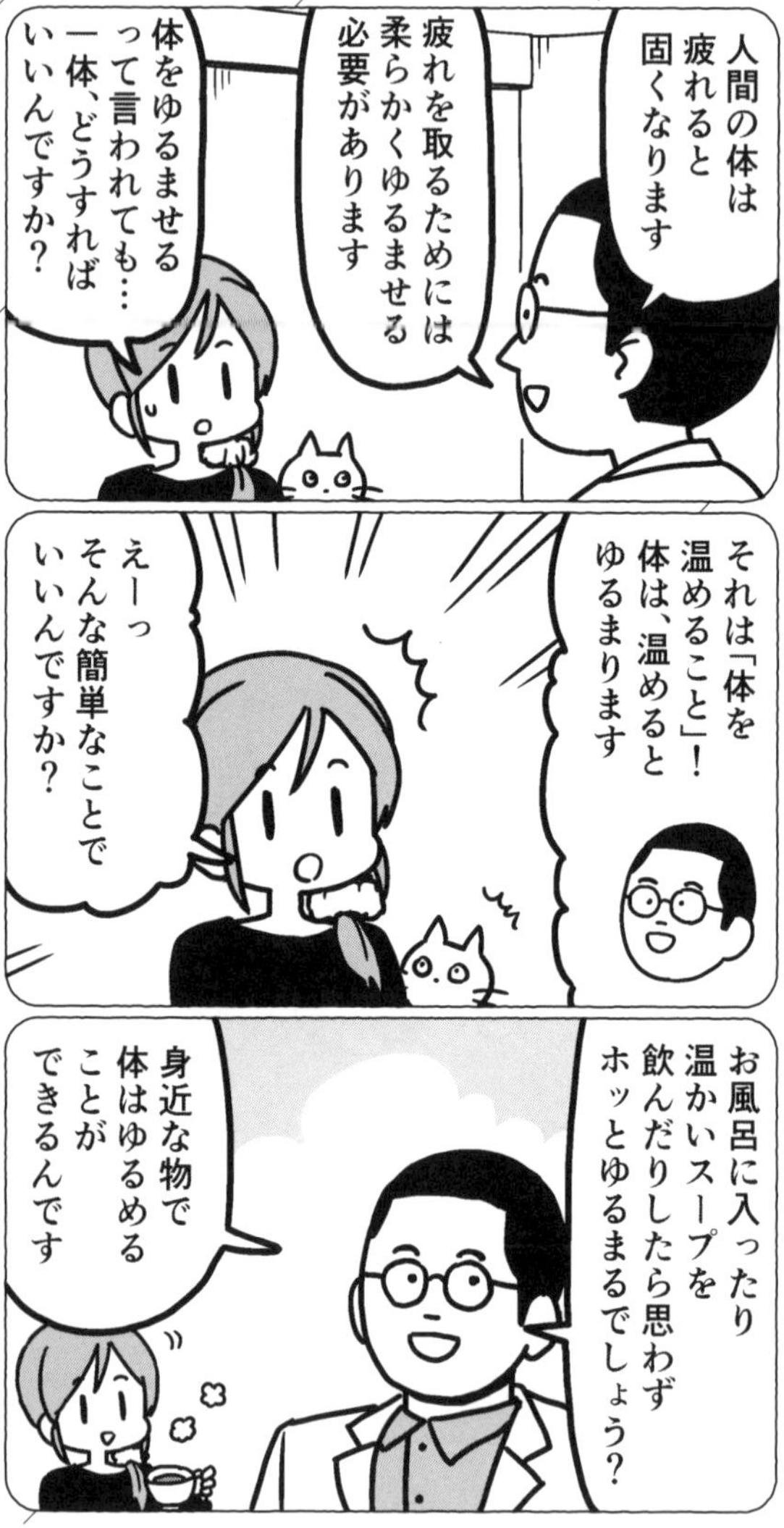

体は疲れると「固くなる」

疲れて「気」を消耗すると、体はめぐりが悪くなり、冷えて固くなります。

現代人は「頑張る」のが当たり前。自分の体がガス欠になっているのに、それに気づかないまま走り続けている人が少なくありません。

だから、ほとんどの人にとって自分の体がしんどくて固いのって、むしろ通常モード、いわゆるデフォルトの状態になっていると思います。

理想的なのは、子供の体のやわらかさ。小さな子供って、腕も脚も、体全体がつきたてのおもちのようにやわらかいのです。

もし可能なら、子供さん本人の許可をもらった上で、自分の腕と子供の腕を触り比べてみてください。違いにびっくりすると思います。

頑張ると体は固くなりますから、「体が固い」ということは、それだけあなたが頑張ってきた証拠でもあります。

「だいぶ頑張ってきたんだなあ」とご自身をねぎらい、そして養ってあげてください。

「ただ温めるだけ」で体はゆるむ

固くなってしまった体を、どうやったらゆるめることができるのか。

「ひょっとしたら、もう一生固くなったままなんじゃないか……」なんて不安になってしまうかもしれませんけど、心配しないでください。

とても単純ですけど、体は温めるとゆるみます。なんだか単純すぎて申し訳ない気がしますけど、本当です。

温泉に入ると、体と心がゆるみますよね？　あれと同じようなことです。

私は普段、不調を感じている方にお灸をすえています。

この「お灸をすえる」とはどういうことか。

ごく簡単に説明しますと、体を触って固くめぐりが悪いところを探し、その部分をお灸で温める、ということをしているのです。

ただお灸で温めているだけですが、それだけで、時には驚くような変化が起こります。

「ほんの少し温めるだけで、体はきちんとゆるみます。そして、これはあなた自身でもできることです」

これは、私が施術の後に必ずお伝えしているメッセージです。

「ただ温めるだけ」で 体が喜ぶ！ ラクになる！

「体さえ温めたらどんな不調も解消できます」というのはちょっと言いすぎですけど、**温めるだけでラクになる悩みがたくさんある**ことは、あまりにも知られていないなと感じています。

たとえば、私の施術した方々だけ見ても……、

・カチカチの肩こりで悩んでいた人が、肩こりを卒業
・頭痛がひどくて痛み止めを手放せなかった人が、痛みを克服
・体が弱くて季節の変わり目のたびに風邪を引いていた人が、風邪知らずに

これらは「温める養生」をしていただいたことによって本当に起こったことです。「温める養生」で難病をいきなり治癒させるのは難しいかもしれませんが、日常的な不調の多くは、改善させることが可能です。

「温める養生」がもたらす、4つのいいこと

温めることで、体には様々なうれしい変化が起こります。

①体がやわらかくなる

温めることによって、体（筋肉、筋膜、腱など）はやわらかくなります。

②血流がよくなる

血管が広がって、血流がよくなります。冷え改善にも効果的です。

③痛みが軽減する

体の何ともいえない不調は、放置しておくと腰痛や生理痛といった「痛み」

となってあらわれることがあります。温めて手当てしていきましょう。

④リラックスする

毎日の生活は緊張の連続です。一日の中に、少しでいいので「養う時間」をつくってください。「頑張り」と「養い」のバランスを取りましょう。

ちょっと「しんどいな」と思ったときに、すぐできるのは「温める養生」のいいところ。思いついたときや、ちょっとした不調が気になったときなど、気軽にやってみてください。

「温める養生」なら、誰でも簡単にプロ並みに

ここで、私がなぜ鍼灸の資格（つまり、お灸と鍼《はり》の両方で施術する資格）を持っているにもかかわらず、お灸を専門にした治療院を開いているのか、自己紹介もかねてちょっとお話しします。

もともと、私は鍼灸師としてはあまりセンスがないほうです（少なくとも、自分ではそう思っています）。特に、鍼治療にはなかなか苦労していました。

鍼というのは、下手に刺せば痛みがあるし、刺す深さや方法などがなかなか複雑です。さらに付け加えると、自分自身が人から鍼を刺されるのが怖いし、苦手だったのです。

そんな中で、不器用な自分にもできることは何だろうと試行錯誤し、ようやく

たどり着いたのが、お灸をはじめとした**「温める養生」**でした。

手間もお金も一切かからない、毎日の習慣

「温める養生」のコツは、おおよその「位置」と「温度」の2つだけ。

これさえ合っていれば、この道10年のベテランでも、今日がはじめての素人さんでも、ほぼ同じように効果が出ます。

シンプルで簡単なのが魅力です。

そして、特別な道具は要りません。蒸しタオル、カイロ、お湯……。そういった、日常的に手に入りやすい、当たり前にあるもので十分なんです。

先にあげたものが見当たらなくても、**究極、自分の手さえあればいい。**

もちろん、体をゆるめるには、ストレッチのような方法もありますが、体が固

くなっていると痛すぎたり、伸ばそうと思っても全然伸ばせなかったりして、なんだか悲しい気分になったりします（私自身がそれです）。

その点、温める方法は、誰にでもできます。体が固くても、多少不器用でも関係ありませんし、特にお金も時間もかかりません。

しかも、やってみたら気持ちがいい。

まずは、気持ちよく、ラクになることを体感してください。

次ページから、具体的な方法をお伝えしていきます。

体と心が一瞬でゆるむ「蒸しタオル養生」

温める方法もいろいろありますが、身の回りにあるもので最も効果的に温めることができるのは、**蒸しタオル**です。

私は月に一度、馴染みの床屋さんに通っています。シャンプーをして髪を切ってから仕上げに顔を剃《そ》ってもらうんですけど、その前に「蒸しタオルで顔を温める」という儀式があります。

「うわー、これはいくらなんでも熱すぎじゃないの」と思った瞬間にほどよい熱さになる、絶妙な温度の蒸しタオルを顔にのせてもらいます。

これがものすごく気持ちよくて、クセになります。

それに**気持ちがいいだけじゃなくて、蒸しタオルを顔にのせる、ただそれ**

だけで、目も顔もスッキリとします。

「蒸しタオル養生」、どこがすごい？

「温める養生」の中でも、私が特に「蒸しタオル」をオススメする理由は色々ありますが、代表的なものをご紹介します。

① 温めたい体の部位をピンポイントで温めることができる

お風呂は、まんべんなく疲れが取れるのですが、体にある程度不調を感じている人の場合、もはやお風呂では対応できなかったりします。その場合は、問題が起こっている部位をピンポイントで温める必要があります。

② 高めの温度で温められる（ヤケドしない程度の熱さ）

体をゆるめるとき、温度はとても重要なポイントです。蒸しタオルの温度は約

50〜60度くらい（ちなみに、お風呂は41度くらい）。これは、表面部だけでなく、筋肉など深い部分まで温められる温度です。

③湿気を含む熱なので、体の深部まで温まる

体を温める熱には2種類あり、水分を含まない「乾熱」と、水分を含んだ「湿熱」です。前者はヒーターやこたつ、ドライヤーやカイロ、後者は蒸しタオルやお風呂が代表的なもの。体の深部まで温める効果は、「湿熱」が断然高いのです。

④適度な時間で冷める（温めすぎを防ぐ）

蒸しタオルは、5分くらいで冷めてきてしまいますが、これは逆に言うと「温めすぎを防げる」という大きなメリットでもあります（温めすぎで起こるトラブルについては94ページでくわしくご紹介します）。また、このおかげで低温ヤケドが起こる恐れもありません。

この方法で、あなたも「温める養生」の達人に

床屋さんの蒸しタオルには、法律で定められたつくり方があるそうなのですけど、私たちだって、自宅で簡単に、同じくらい気持ちのいい蒸しタオルをつくることができます。

〈蒸しタオルのつくり方〉

❶タオルを用意し、折りたたむ（手ぬぐいはダメ）
❷タオルを濡らしてしっかり絞る
❸レンジで温める（目安は６００Ｗで約1分）
❹タオルを手に取って、触れられる温度まで冷ます（ヤケドに注意）

❺体の固くなっているところに当てる
❻熱く感じる、または、ゆるまったように感じたらタオルを外す

※温めていると気持よくなってそのまま寝てしまうことがあるので、ビニールの袋に蒸しタオルを入れておくといいでしょう。冷めたタオルで体を冷やしたり、衣服を濡らしたりする心配を防げます。

レンジから出したら、おそらくタオルからホクホクと湯気が立ち上っていると

◎「身の回りにあるもの」ですぐにできる

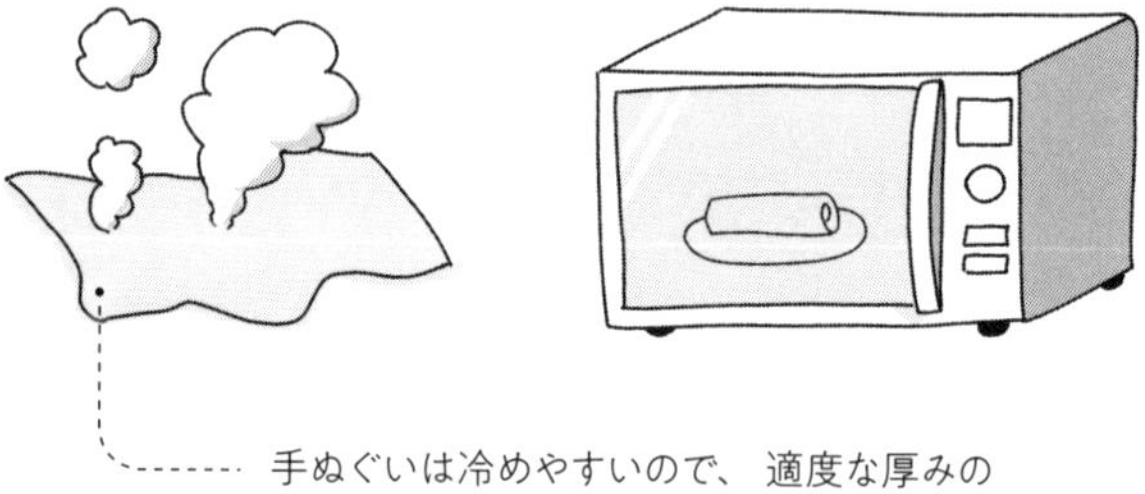

思います。この状態で、両手の間でタオルを何往復かさせて適度に冷ましてください。何度かやってみると、自分好みの温度がわかるようになります。

「弱っているところ」を温めるだけで……

蒸しタオルができたら、気になるところや固いところ、しんどさを感じているところに当てて、温めてゆるめましょう。

温めるときのポイントとなる「場所」ですが、自分で体を触ってみて、固さを感じるところや、コリや冷えを感じるところはありますか？　そういう場所は、「気」の流れが滞っているところです。

だから、その**弱っている場所を探して、温めてあげる。**すると、気が再びスムーズに流れ出して、体全体がゆるんでいきます。とてもシンプルですけど、これがよく効きます。

お悩み別・蒸しタオル養生

次ページからは、具体的な温める場所を伝えていきますが、肩がこりやすい人、お腹が冷えやすい人、お尻が固くなりやすい人……、しんどさを感じやすい場所って、人によって様々だと思います。

「しんどい」と感じたら、積極的にその場所を温めて、養ってあげてください。

自宅で、落ち着いたタイミングで温めるのもオススメですが、可能であれば、**体が固まり切っていない日中、たとえばお昼休みなどのタイミングでも温められると、なおよい**です。

出先であれば、蒸しタオルの代わりにカイロや温かいペットボトルを使うなど気軽にできる方法で、「温める養生」の時間をつくってみてください。

蒸しタオルで温める①

目の疲れには「後頭部」

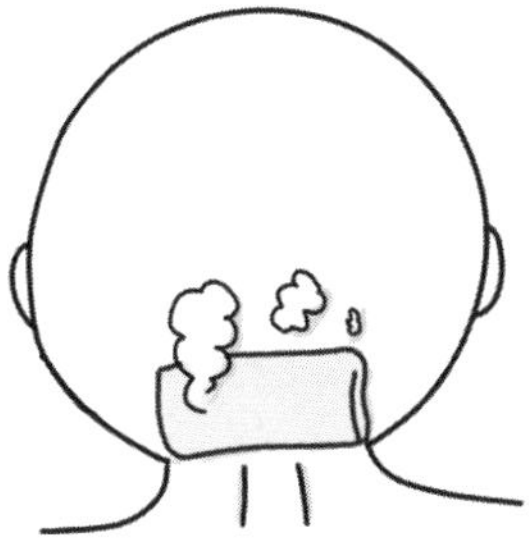

目を使いすぎたり猫背で作業をしたりすると、後頭部の筋肉が固くなります。これが、疲れ目や目の奥のつまり感につながります。後頭部の髪の生え際あたりをなでると首の左右にくぼみがあります。特に疲れ目の人はこのくぼみの少し上あたりがむくんでいますから、そこが温める場所の目安です。

蒸しタオルで温める②

足の重だるさには「へそ下」

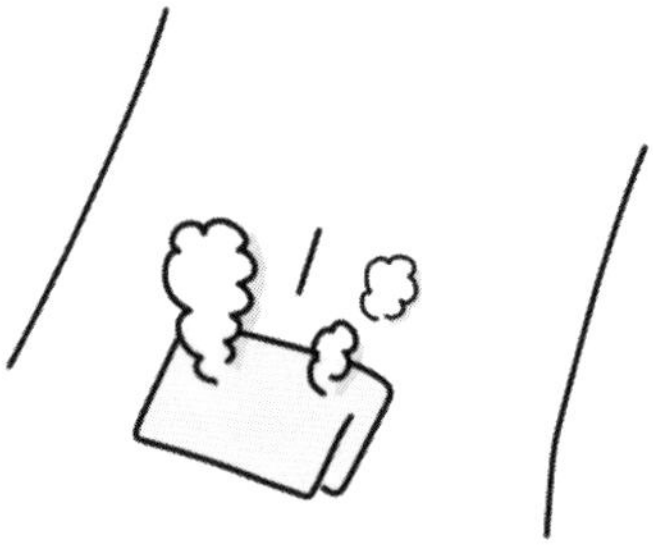

疲れがたまると足が重だるくなりますよね。これは、腰、股関節が固くなり、血流が悪くなるから。へそから指4本くらい下を目安に、蒸しタオルを置いてください。へそ下はもちろん、腰や下半身もほくほくと温まってゆるんできます。足首だけ冷える冷え性の人や、生理痛でお悩みの人もぜひどうぞ。

蒸しタオルで温める③

胃のつらさには「肩甲骨の下」

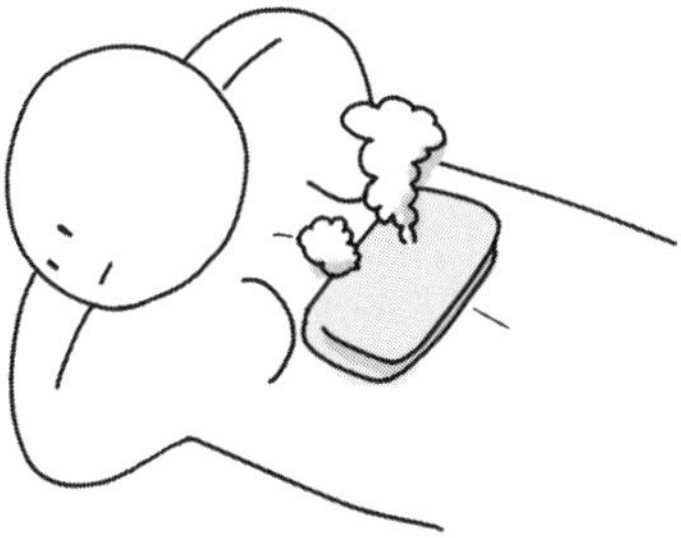

食べすぎやストレスなどで胃の調子が今一つのときは肩甲骨の下あたりが固く張ります。 肩甲骨の下には、膈《かく》兪《ゆ》、 肝《かん》兪《ゆ》、 脾《ひ》兪《ゆ》という３つのツボがあって「胃の六つ灸」という名前がついているくらい、 昔から胃のケアに用いられてきた場所なんです。 ここを温めて背中の張りがゆるむと、 お腹もゆるみます。

蒸しタオルで温める④

鼻づまりには「髪の生え際」

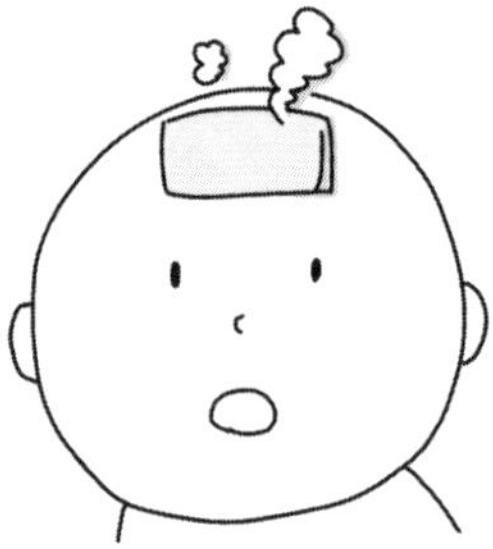

鼻水、鼻づまりはそれ自体もつらいですが、口呼吸になって呼吸が浅くなるので、余計苦しいものです。こんなときは髪の毛の生え際から少し上あたり（眉間から指４本くらい上）を温めます。軽く触ってみると、ズーンと響く感じがするはず。ここを温めると、スッと鼻が通るので喜ばれます。

蒸しタオルで温める⑤

ゾクゾクする風邪の引き始めには「うなじ」

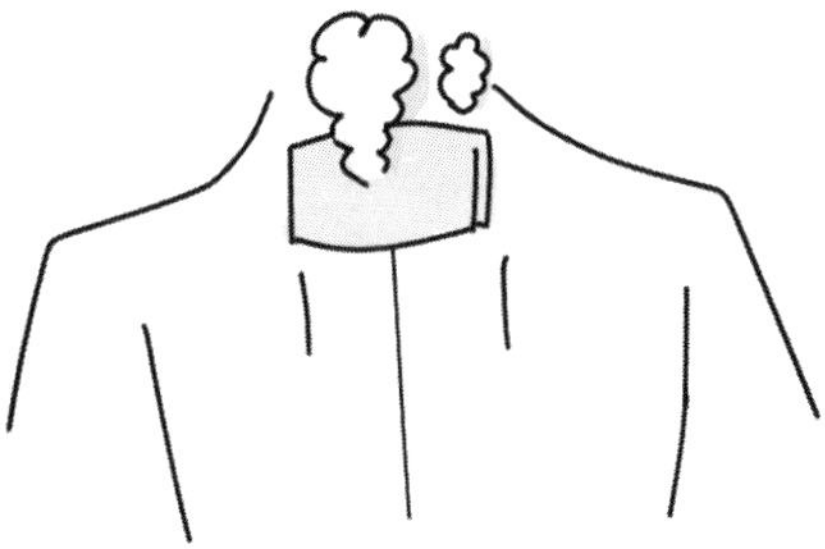

ゾクゾクと寒気がして、なぜか急に肩がこる。これは風邪の引き始めのサインです。こんなときは、背中の肩甲骨の上あたりに蒸しタオルをのせ、温めます。しばらくすると、背中全体がホクホクと温まりゆるまってきます。少し汗ばんで、ゾクゾク感が収まってきたらOKです。

私が「シャワー」より「風呂」をオススメする理由

「体を温める」というと、皆さん思い浮かぶのは**風呂**ではないでしょうか。広々とした温泉や銭湯は最高ですし、毎日浸かることができるおうちの湯船もありがたいものです。

忙しく一日を過ごしていると、ゆるむことができるタイミングというのはごく限られています。**風呂は、数少ない「体をゆるめるチャンス」**なのです。

風呂は面倒だからシャワー派、という方も多いと思いますが、「入って後悔する風呂はなし」という言葉もあるくらいですから、ここはぜひ、湯船につかる習慣を身につけていただきたいところです。

注目！　これが心も体もホッと
ゆるまる「風呂の入り方」

まず、風呂の温度は、**41℃くらいが適温**です。

ちょっとぬるめだなと思いましたか？

たとえば冬場で冷えるようなら、これより温度を高くしてもかまいませんが、熱すぎる風呂は体を火照《ほて》らせ、眠りを邪魔することになります。好みもあると思いますが、**基本的にはぬるめが無難**です。

さて、お湯につかったら、まずは全身で、めぐりがよくなるのを感じてください。

風呂に入った瞬間、気持ちよさのあまり、思わず、「あ〜〜」と声が出てしまうことってありませんか？　私はしょっちゅうです。

これはなぜかというと、温かいお湯につかって体の緊張がゆるみ、ラクになったからなんですね。

緊張しているときって、体が固まって呼吸が浅くなりますよね。それと真逆の現象だと思ってください。

声も「気」の形の一つ。ですから、**声を出したくなったら、どうぞ存分に出して「気」を発散してください。**ますますめぐりがよくなります。

「温めすぎ」は体を冷やす

入浴時間については個人差があるので、一概には言えません。

体がポカポカ温まって、少し汗ばむくらいが適当な時間です。

半身浴や長風呂を好まれる人もいますが、冷えを感じている人や体力を消耗している人には、これらはあまりオススメしません。

なぜかというと、どちらの入浴法も汗をたくさんかくからです。

「汗をかくくらい温めるのだから、冷えも取れるのでは？」

と思われるかもしれませんが、これが逆効果になってしまう場合があります。

汗をかくのは、上がりすぎた体温を下げるためです。体内の熱を発散しているのです。

軽く汗をかくくらいなら、気のめぐりがよくなって体にいいのですけど、汗をダクダクかくようでは、かえって疲れてしまうのです。

普段は平気なのに、旅先などでは湯あたりをしやすくなるという人がいます。

これは、旅行で体力を消耗しているのに、「せっかくだから」と我慢して長く浸かっていることが理由なんですね。

特に疲れているときは、長風呂は控えたほうがよさそうです。

常に「風呂に入れば疲れが取れる」とは限りません。なぜなら……

風呂に入っただけでスッキリ疲れが取れて、体がすっかりラクになってしまうときもあれば、全く温まらなかったり、あんまり疲れが取れなかったりすることって、ありますよね。これには**「疲れ具合」**が関係しています。

風呂は、全身の疲れをマイルドに癒すことに適しています。軽い疲れや軽度の固さなら、風呂に入っただけでスッキリしてラクになるでしょう。

なぜなら、風呂は蒸しタオルよりも温度が低く、なおかつ全身つかるから。

これは逆に言うと、かなり固くなっている場所をピンポイントに、効率よく温めるのには向いていないということでもあります。

だから、かなり疲れて体全体のめぐりが悪くなり、固くなりすぎてしまうと、入浴くらいでは効果を感じにくくなるというわけ。こういうときこそ、**蒸しタオル**の出番と言えるでしょう。

疲れが軽いときは「風呂」、重いときは「蒸しタオル」

本書では、「蒸しタオル」と「風呂」、目的によって使い分けることをオススメしています。どちらも体を温めるのに最適な方法なのですが、大きな違いがあって、それは、温めるときの温度です。

・低温→風呂（41℃くらい）……全身が温まる、表面が温まる
・高温→蒸しタオル（50～60℃くらい）……部分が温まる、表面と深部が温まる

温度が低ければ肌など体の表面が、温度が高ければ筋肉などの深い部分が温まります。

全身の疲れを取りたいのか、ピンポイントで温めたいのかなど、目的はその時々で変わりますし、体調も人それぞれでしょう。お疲れ具合や用途によって、温める養生を使い分けていくことをオススメします。

ちなみに、疲れ方については、**「十分眠っているはずなのに、次の日疲れが取れない」というのが、赤信号の一つの目安**になります。

このような状態ならば、弱い温度で温めるケアではもはや力不足。風呂よりも、蒸しタオルを使ったケア（熱めの温度でしっかりと温める）が必要です。

「脳の疲れ」を取るカンタンなワザ

目や頭をよく使う人にぜひ試してほしいのが**「足湯」**です。

足湯のやり方はカンタンで、風呂桶に40〜41℃くらいの適当な温度のお湯を入れたら足をつけます。

たったこれだけで、めぐりをよくし、のぼせを鎮めてくれます。

特に、**現代人に足湯はとてもオススメ**です。

◎足湯で「頭の気」を下げる

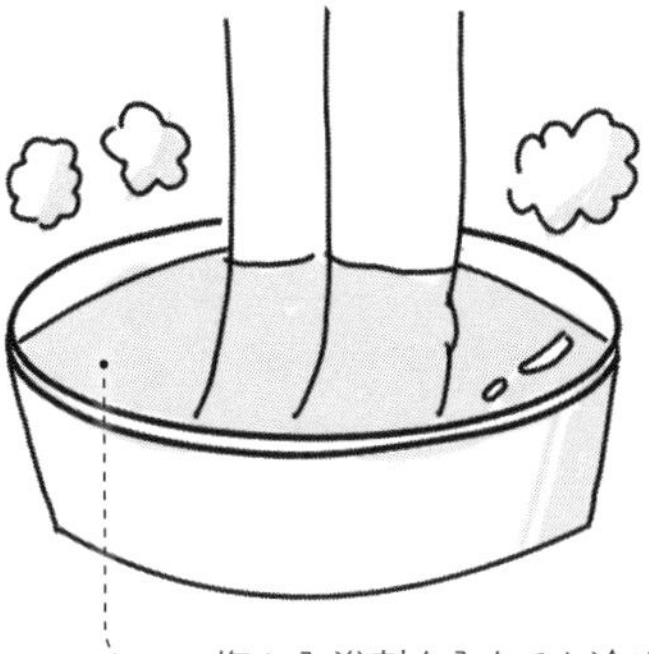

なぜかというと、私たちはスマホ、パソコン、テレビ、本……、目や頭をよく使う傾向がありますね。よく使う場所は、よく血がめぐります。

もちろん、めぐるのはいいことなのですが、**特定の部位だけめぐりすぎると、アンバランスが生じてしまう**のです。

「働きすぎの上半身」と「働かなさすぎの下半身」

たとえば、午前中からパソコン作業を続けていると、夕方頃には頭や目がボーっとのぼせて、頭が回らなくなってきますよね。

これは、完全に血が上半身に集まりすぎている状態です。私たち現代人の生活は、基本的に上半身が働きすぎ、下半身が働かなさすぎです。

だからこそ、足湯です。**足を温めることで、下半身のめぐりを促し、体の上下の血流のバランスを整える**ことができます。

特に最近は、オンライン会議などで、これまでよりさらに目や頭を使う機会が増えました。すると、どんどん頭に血が上がり、のぼせ感や目の疲れなどを感じることになります。足湯をして、頭に上がった血を下ろしてあげましょう。

また足湯については、夜、なかなか眠れないときにもオススメです。大人はもちろん、夜眠れなくてぐずっているお子さんにも、ぜひお試しください。

我が家でも、娘が寝付けずに泣いているとき、よく足湯をしてあげます。「気持ちいい」と言って喜んでくれますし、眠気が出やすくなって、スムーズに寝入ってくれます。

ちなみに、子供の足を熱いお湯につけるのが不安という人は、ぬるめのお湯から始めて、足し湯をして温度調節をしてあげるのがいいでしょう。

温める養生のコツ①

「ゆるまったサイン」を見逃さない

さて、この章の最後に、忘れてはいけないことをお伝えしておきます。

「体がゆるまったサインはどんなものなのか？」

その判断基準を、きちんと知っておくことです。

「体を温めたり、お灸を試したりしてみたものの、効いているのか、いないのか……いまいち効果がわからなかった」というお声をよく耳にします。

確かに、たった一度温めただけで体がフニャフニャになる、ということはありません。しかし、**温めて全く変化がないという人も、まずいない**のです。

多くの人が、自分の体の変化に気づけていない可能性があります。

無理もありません。よくよく考えると、世の中にはストレッチやツボ押しなど

「体のゆるめ方」についての情報はたくさんあるのに、「具体的にどうなると、ゆるまったと判断できるのか」についての情報はあまりないような気がします。

「ゆるまったサイン」には、このようなものがあります。温める前と後とを比べて、自分の体をよく観察してみてください。

・温かくなる
・やわらかくなる
・肌が赤みを帯びる
・目がスッキリする
・呼吸がラクになる
・声が出しやすくなる
・かゆみが出る
・眠くなる

こんな変化が起こったら、あなたの体中に「気」がめぐり、体がゆるまったサインです。ぜひ気づいてあげてください。

温める養生のコツ②

とにかく「温めすぎない」こと

そして、もう一つの注意点が「温めても温めすぎない」ということです。

「体を温めることはいいこと」という情報が氾濫《はんらん》する陰で、「温めすぎのトラブル」をたびたび見かけます。

以前、こんなことがありました。冷えと不眠のお悩みでお灸堂にいらっしゃったＡさんの話です。

Ａさんは、お灸をすえた日から数日は温まってリラックスし、よく眠れるようになるのですが、しばらくすると、また冷えが出て眠れなくなってしまうのです。

施術をしてゆるまったと思うとまたすぐ冷えて固くなって、再び眠れなくなる、だから、またお灸をすえにいらっしゃる。そんな繰り返しが、ひと月ほど続きました。

不思議に思って普段の生活についてお伺いしたところ、原因が判明しました。

実はＡさん、**毎日かなり長い時間、頑張って半身浴をしていました。**それが、Ａさんの回復を阻《はば》んでいた大きな原因だったのです。

ご本人としては、元気になりたい一心で、かなり我慢をしながら湯船に浸かっていたそうです。しかしその結果、毎晩湯あたりのような状態になっており、疲れて寝付けなくなってしまっていたようなのです。

これでは体力が回復せず、疲れが取れないのは当たり前です。

サウナで整う前に知っておきたいこと

私はＡさんに、次のようにアドバイスしました。

・お風呂では温まりすぎないように
・汗をじわりとかいたら、すぐにお風呂を出ること

これらを実行してもらうと、Aさんは順調に回復されていきました。

サウナや岩盤浴《がんばんよく》、ホットヨガなどは根強い人気がありますね。特に最近はサウナブームで、レジャーとして楽しむ人もたくさんいるそうです。

これらは、体力がある人にはオススメします。また、どなたも気分転換のためのアクティビティとして楽しむには、いいものでしょう。

しかし、お疲れの人や、もともとの体力がない人が健康目的で取り入れることは、基本的にオススメしません。特に**「気」が消耗している状態では、避けたほうが無難**です。

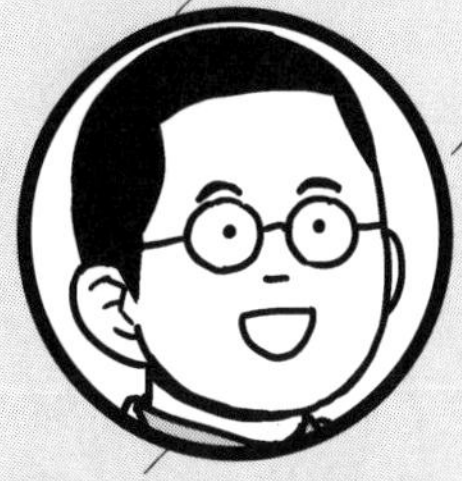

CHAPTER

3

眠る養生

今日から心地よい夜を過ごすヒント

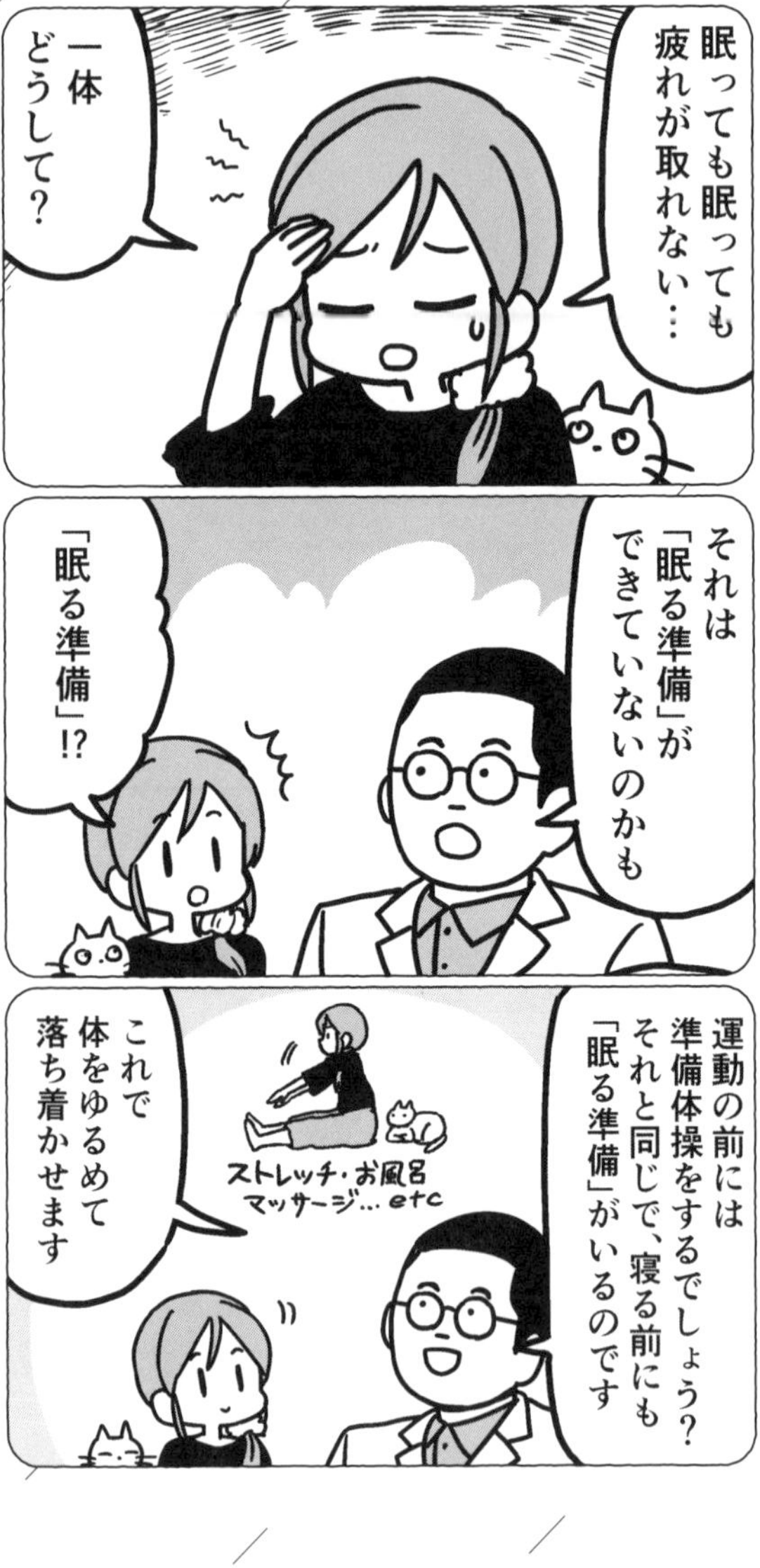

あなたの体が「バッテリー切れ」を起こす前に

体を整えたいときは、次の順番で整えるのがよい、という話が昔の養生の本にありました。

呼吸
←
睡眠
←
食事
←
環境

これは、止まるとその人の命にかかわる順番だそうです。

つまり、**「疲れて眠いけどお腹が減った」というときは、いっそ何も食べずに眠ってしまったほうがいい**ということ。

それほど大事な「睡眠」なんですが、どうもあまり大事にされていませんよね。

それどころか、「休むこと」に罪悪感のような感覚を持っている人も多いようなんです。以前、施術中に「睡眠時間をもっと取ってください」と休養をオススメしたところ、「私には休むような資格なんてないんですよ」と自嘲《じちょう》気味にお話しされるので、思わず心配になってしまうことがありました。休むことに資格なんて必要ないのに。

「成果を出さなきゃ休めない」という思い込み

皆さん、本当によく頑張っている、頑張りすぎています。

頑張ったら休む、成果が出たら休む、病気になったら休む……。

そうでないと休む資格がない、みたいな感覚が、罪悪感の裏にはあるのかもしれません。

でも、これって本当は逆なんです。

上手に休むには、体力が必要なのです。

「動いてから休む」ではなくて「休むから動ける」ということを、どうか意識してください。

これ、とても大事なことなのですが、なぜか見落とされがちなことです。

本当に疲れて余力がなくなってしまうと、体は上手に休むことができません。

ベストな成果を上げようと思ったら、まずは休んで体力を回復させること。

頑張っていなくても休む、

成果が出ていなくても休む、

病気になっていなくても休む。

これからは、これくらいの感覚でいきませんか。

東洋医学では、こういうのを「陰主陽従《いんしゅようじゅう》」といいます。どういう意味かというと、日中の活動は、夜の眠りによって支えられている、ということ。

つまり、**「休むこと」が十分できていないと、生命の土台がグラグラになってしまって、いざというときに活動できない、**ということです。

頑張ることを好む私たちは、この大切なことをうっかり見落としがちなのですが、**「頑張っていなくても休む」**。これを忘れないようにしてください。

疲れているのに眠れない……それ、「体力不足」のサインです！

眠ることについても「気」の動きが関係しています。「気」はその働きから、大きく2つに分類することができます。

すなわち、「陽気《ようき》」と「陰気《いんき》」です。

- **陽気……体を温めたり、動かしたりする気**
- **陰気……体を冷やしたり、鎮めたりする気**

日中は陽気がめぐって活動的に、夜間は陰気がめぐって体を鎮めて休ませます。
この2つの「気のシーソー」が、私たちの体のリズムをつくってくれています。

ぐっすり眠るには「体力」が必要

疲れると陰気は消耗します。

たとえば戦国時代ならば戦に出たり、築城したりという過酷な労働も多くありましたが、現代にはそれにあたるものがありませんね。強いて言えば、**「睡眠不足」が陰気を消耗する最もよくある原因**になります。

たとえばあなたは、こんな経験がありませんでしょうか。

連日、忙しくて睡眠不足の日が続いた後に、やっとひと段落して、

「やった！　今日こそはゆっくり眠れるぞ」

と喜んで布団に入った日に限って、なぜか目が冴えて眠れない……。

実はこれ、**「眠る体力」が足りていないために起こる現象**です。

陰気は鎮めるための気ですから、これが足りないと上手に休むことができません。言い換えると「眠る体力」がなくなってしまうのです。

眠る体力の不足は、体を休める能力の低下。ですから、朝早い時間の鳥のさえずりや、新聞配達の音を敏感に察知して、パチリと目が覚めてしまうのです。

行儀よく眠っている人は、それだけで「損」をしています！

これは、私が患者さんにも必ずお願いすることです。
「眠る前に体をゆるめる」。
これだけは絶対に忘れないようにしてください。
大事なことなのでもう一度、はい、
「眠る前に体をゆるめる」。

これ、どういうことかご説明します。
人は、疲れると体が固くなります。これが、「眠っても眠っても疲れが取れない」というお悩みにつながります。疲れを翌日に持ち越さないためには、眠るときに、すっかり脱力してリラックスした状態になることです。

もっと具体的に言うと、**布団に入ってゴロリと仰向けに寝転がったとき、どこにも力が入っておらず、リラックスしている状態**であること。疲れを翌日に持ち越さないためには、この状態で眠れれば一番いいのです。

とてもシンプルなことなのですが、でも、これが意外に難しい。実際には多くの人が首、肩、足、腰のどこかしらが張ったりこったりして固くなっており、眠る前も、無意識に体に力が入っているはずです。

体が固くなっていると、ぐったりと力を抜くことができませんので、この状態のまま眠っても十分に休養することができません。

もっと体が固い人になると、寝返りを打つことすら難しかったりします。

「寝相がいい」と疲れが取れない

疲れがすごくたまっていて、眠っても眠っても疲れが取れないという人は、寝相がすごくいいことが多いです。一度寝付いたら、朝になるまでそのままの姿勢、という人が結構いらっしゃるんです。

でも実は、**「寝相がいい」というのは、体にとってはあまりいいことではない**んです。

突然ですが、あなたは、夜行バスに乗ったことがありますか？　夜行バスに乗ると、狭いシートの上で、動かずにじっと寝ることになります。背もたれは倒せることが多いのですが、寝返りを打つのは難しいと思います。

このシートの上で一晩過ごすと、翌朝、体中がカチコチになります。バスから降りようとしたら、体はすっかり固くなっていて、しばらく動きにくい。

つまり、**固く強張《こわば》った体のまま眠るということは、まるで夜行バスに乗って一晩過ごすようなもの**だと言っても過言ではないのです。

起きたばかりは体が固く、動いているうちにだんだんマシになってくる――。

あなたの目覚めがもし今、こういう状態なら、それは体が疲れて固くなっているという典型的なサインです。

心当たりがある人は、114ページからご紹介する方法で、ぜひ体をゆるめてから眠ってみてください。

「子供の寝相の悪さ」に隠された、すごい秘密

誰でも子供の頃は「眠っても疲れが取れない」なんて悩みは全くなかったはずです。実は、これには理由があるんです。

子供って、たいてい寝相が悪いですよね。

うちには3人の娘がいますが、全員、寝相が悪い！　朝起きたら、布団の上でそれぞれ横向きになっていたり、逆向きになっていたりと、ドえらいことになっています。

「もっとお行儀よく寝てほしい」と思っている親御さんがいるかもしれませんが、とんでもない！

この**「寝相の悪さ」こそが、子供の底なしの元気の理由**の一つです。

というのも、子供は「気」が充実しているので、体がやわらかく脱力するのが上手です。布団に寝転がったと思ったら、もう次の瞬間にはダラッとして、全身から力が抜けている。

そして、**体から力が抜けているから、寝返りを打つのも上手**。少しでも体に異変を感じたら、そのたびにコロコロと寝返りを打って、自在に姿勢を変えられるんです。

だから、**朝起きたときに疲れがスッキリ取れている**というわけなんです。

あなたの体は「眠る準備」が できているか？

あなたの体が、眠るときどれだけ固まっているか、確かめてみましょう。

まずはその場で、ゴロリと上向きに寝転がってみてください。

やわらかいお布団やベッドの上では体が沈み込んでしまってわかりにくいので、

少し固めのカーペットや畳《たたみ》の上がよいでしょう。

横になるときは、なるべく力を抜くことを意識してください。

さて、寝転がってみた感じはどうですか？

全身の力が抜けていますか？

それともどこかに力が入ったり、痛みを感じたりしていませんか？

これは私の院で、施術のはじめに必ず行うチェックです。はじめての方でも、リピーターの方でも、必ず同じようにチェックをしています。

ただ力を抜いて寝転がるだけですから、誰でも簡単にできそうなものなんですが、ところがどっこい、そうはいきません。ただダラリと力を抜いて横になればいいだけなのですけど、ほとんどの人はこれができないのです。

こういうのは、**体にクセがついていたり、固くなっていたりするのが原因**です。

たとえば普段デスクワークをしている方でしたら、座っている時間が長いので、腰が少しそって浮き上がっていたり、肩が浮いて床につかなかったりという場合が多いです。

または、自分では力を抜いているつもりでも、どうしても首や肩に余計な力が入ってしまったり、頭が床に強く当たって痛みを感じたりするという人もいます。

もし今、あなたの体がそのような状態だったとしても、次項からご紹介する方法でずいぶん変わります。どうかご安心ください。

眠る前の「手当て」。
極上の眠りを叶える、究極のコツ

ぜひ、**眠る前に体をゆるめることを習慣に**してください。

今までご紹介したお風呂や足湯、蒸しタオルもいいのですが、それよりも簡単な方法があります。最もシンプルな、究極の温め方。

それはずばり、**「手当て」**です。

ベッドに横たわったら、おへその下に自分の手を当て、じんわりと温めましょう。

おへその下は、疲れに関連する「腎《じん》」のエリア。このあたりの冷えや固さは、足腰の気のめぐりの悪さや呼吸の浅さ、不安感にも関連します。

お腹がじんわり、かつしっかり温まってくると、反対側の腰も温まり、ゆるま

ってきます。下腹部の温まった血液は、だんだんと下半身へとめぐり、足元を温めてくれます。やがてゆっくりと深い呼吸になり、眠気も出やすくなります。

【もっとしっかり養いたい人へ――眠る前に習慣にしたいルーティン】

❶布団に横になったら、まずゆっくりと息を吐く

❷頭を軽く左右に動かして、首と肩をゆるめる

❸お腹（へそ下）に手当てをしてゆるめる。へそ下以外でも、冷えやコリを感じるところがあれば、

◎このひと手間が「眠りの質」を左右する

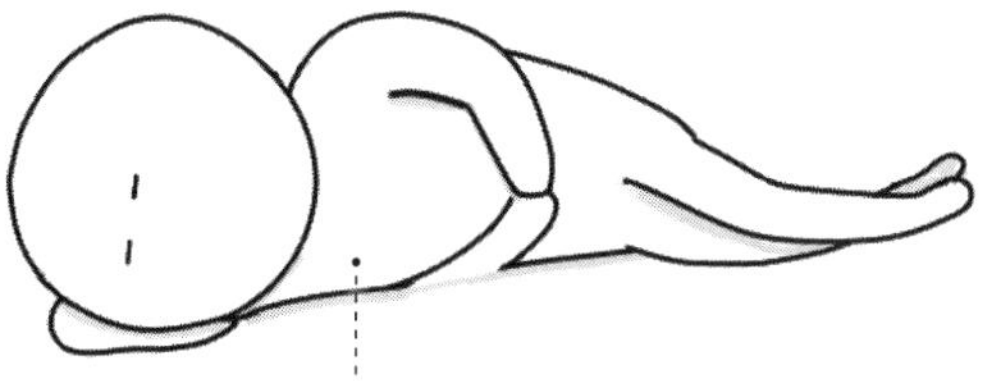

そこにも手当てをしてゆるめる

ここでご紹介したことは、ほんのちょっとしたことなんですが、こうした「眠る準備」をすることで、体の力をゆったりと抜くことができます。

いつの間にか寝落ちしているのと、「さあ、これから眠るぞ」という気で眠るのとでは、翌朝の疲れの取れ方が全然違いますよね。それは、こうした理由からなんです。

ふと思いついたとき、ぜひ体をゆるめてから眠るようにしてみてください。眠りの質が上がります。

何だか眠れない……そんなときは「足」に注目

眠る前に体をゆるめる方法をもう一つご紹介します。ポイントは**「足」**。さすったりほぐしたり、余裕があれば蒸しタオルやお灸で足を温めてみましょう。温めるときにオススメのツボがあります。足の親指と人差し指の間の**「太衝《たいしょう》」**というツボです。このあたりを温めると、足全体が温まり眠気のスイッチが入りやすくなります。

◎体をゆるめるツボ

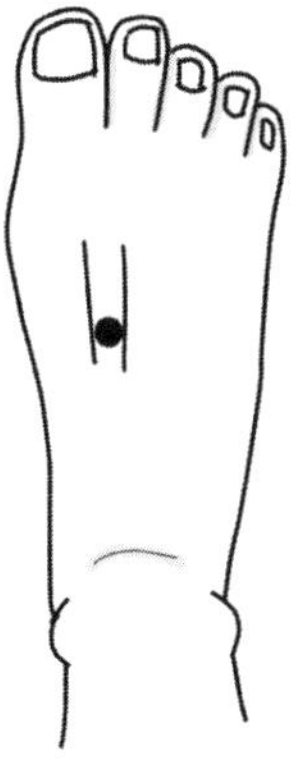

さらに、わき腹あたりのこりも取れて、眠りに適したゆっくりと深い呼吸ができるようになるのです。

眠くなると手足が温かくなるのは、なぜ？

眠る前に足を温めるメリットは、もう一つあります。

それは、**「眠気を呼びやすくする」**です。

一日の陰陽のリズムと同じように、日中、体の内部の体温は高くなり、睡眠中は下がるようになっています。質のよい睡眠を取るためには、眠る前に、体の内部の体温が下がっている必要があるのです。

赤ちゃんや子供って、眠くなると手足がポカポカと温かくなりますよね。あれは手足が温かくなり、そこから熱が発散されて、体の内部の体温を下げているからです。大人も、冬の寒い日にこたつに入っていると、すぐ気持ちよく眠ってしまうものですが、これもそれと同じ理由です。

夜は食事とお風呂を済ませ、体温の低下と共に自然に眠りにつくことが理想ではありますが、うっかり眠気を逃してしまったときは、ぜひ思い出してください。

「早すぎる目覚め」にも効果的

目覚ましをかけても、時間より早く目が覚めてしまう。もう少し眠っていたいのに……。

こういうのは、体の疲れで起こりやすい。疲れ切って、眠る体力が不足しているのです。だから、日の光や人の気配を敏感に察知して、時間が来る前にパチリと目が開いてしまう。

こんな眠りのトラブルに心当たりがある人も、ぜひ、寝る前におへその下や足を温めたり、ツボに触れたりしてみましょう。寝起きが悪い人には特にオススメです。

「眠気を抑えつけて頑張る」のは、もうやめよう

頑張って頑張って、常にフルパワー、10割以上で活動する……。こんな働き方を、つい私たちはしてしまいがちです。

でも、そこまで詰め込んで働くと、成果はそれほど上がらないうえに、その後のパフォーマンスがガクッと下がります。

だから、**余裕を残しつつ、常に7割くらいの力でコツコツ続けるのが、ベストな働き方なんじゃないか**と思います。

もちろん、成長を見込んでギリギリまで仕事を詰め込む、という考え方もあります。私だって、それを否定はしません。

ただ、それが効果的に働くのは（それでも限度があるけれど）、せいぜい20代前半

あたりまでなんじゃないでしょうか。ＳＤＧｓが社会常識になって久しいですが、私たちだって、**持続可能な働き方を大事にしていきたい**ものです。

お灸堂の患者さんの中にも、「常に10割のフルパワーで動く」から「7割に抑えて動く」にシフトしたことで、劇的に元気になった方がいます。

「眠り」を整えて劇的に元気になった Tさんの話

激しいめまいに悩んでお灸堂に来院されたTさんという方がいます。彼女もまた、長い間、眠りに関連したトラブルでお悩みでした。

はじめてお会いしたとき、Tさんは顔色も悪く、表情もやや暗めで、声もしぼり出すようにして頑張って話している、といった様子。だいぶしんどい様子とお見受けしました。

そんなTさんは普段、学校の先生をしています。

朝7時から夜9時までは仕事、晩ご飯はスーパーやコンビニで買ったお惣菜を食べて、いつも気が付いたら寝落ち。朝の6時には、緊張感と共にガバッと目を覚まし、またあわただしく一日が始まる……。

そんな落ち着かないリズムの毎日が続いていたのだそうです。

Tさんいわく、

「忙しいながらもなんとか睡眠時間は6時間キープをしてきたのだけど、寝た気がしない。昼間もずっと眠い」

そんな生活が数年続いた頃、Tさんはとうとう、めまいで悩むようになりました。それを何とかしたいと、お灸堂に来てくださったのです。

「なんだ、私、もっと眠ってよかったんだ」

Tさんには、お灸によって体を温めてゆるめる施術をさせていただきました。

そうして、体がゆるまることを実感してもらった後に、自分でできる体の温め方をお伝えしました（70ページのような方法です）。

そして何より**「眠る時間をつくること」**をお願いしました。極限まで疲れをためているTさんには、生活の改善に取り組んでもらう必要があったのです。

具体的には、

・夜、家に仕事を持ち帰らないようにする
・毎晩、必ず入浴する（体を温めるため）
・寝る前に、布団の中で手やあずきのカイロでお腹を温める
・22時くらいには布団に入ってもらう

日常のリズムを変えるというのは本当に大変なことなのですが、Tさんは前向きにコツコツとお体を養ってくれました。

こうして生活を整えていくうち、**だんだんTさんの顔の色つやはよくなり、以前はか細かった声もハッキリと出て、聞き取りやすくなりました。**同時に、最も大きな悩みだったためまいの症状も、順調に落ち着いていきました。

ご本人も、こんなふうに喜んでおられました。

「以前と比べたら、びっくりするぐらいたくさん眠っています。というのも、社会人になってからは、眠る時間を短くすることが当たり前だったんです。だから、睡眠時間を増やした当初は『本当にこれでいいのかな？　眠りすぎじゃないかな？』と罪悪感があったし、これまでこなしていた毎日のスケジュールが成り立たなくなるんじゃないかと不安でした。

でも、**たくさん眠っている今のほうが、体調もいいし頭もスッキリしているので、色んなことがうまくまわっています**」

本当に、Ｔさんの養生に拍手です。

「陰気」を養い、眠りの質を高める

若くて元気なうちは、準備の必要性なんて全然わからないんだけど、これが大人になると、とっさに動こうと思っても体はすぐには動かないし、無理をすればケガをしたりしてしまいます。それと同じで、夜眠るときも「いきなり眠る」なんてことは、年々難しくなります。

つまり、ぐっすり眠るためには**「眠るための準備」**が必要になってくるのです。

朝の準備は、一日をスタートさせるために、心身の活性化を促す陽気を養うものです。夜は、その反対だととらえてください。

一日を終えて沈静化させる「陰気」を養うようにします。陰気を養うことで、寝る体力を充実させて眠りの質を高めます。

① 陽気をめぐらせない

まず、陽気をめぐらせることを避けます。

具体的には**「光」「運動」「刺激」を避ける**ようにします。

まずは強い光を浴びないことです。蛍光灯などの強い光は避けて、暗めのライトにしてみましょう。目から入るパソコンやスマートフォンの光も十分「強い光」に分類されますので、眠る前にこれらを見るのは避けたいところです。

激しい運動は、陽気をめぐらせる行為です。夜遅い時間は、ランニングや筋トレといった、激しく体を動かす運動は避けましょう。

若くて体力があるうちは、こうした激しい運動をすることでかえってぐっすり眠れるかもしれません。しかし、加齢と共に、また消耗しているときに同じことをすると、陰気のめぐりを妨げて眠りにくくしてしまいます。

それ以外にも、**頭や目を使う作業は、夜、眠る前には控えましょう。**

「頭」は陽気を司る部位なんです。「頭を使う」ということは、体の陽の場所がめぐりすぎてしまうということなので、これも、眠りから遠のいてしまいます。よほど差し迫った理由がない限りは、寝る前のWEBミーティングやパソコンでの作業は避けてください。

寝る直前までこうした作業を続けていると、せっかく仕事に一区切りをつけて布団に入っても、眠気が遠のいてなかなか寝付けなくなってしまったり、目が冴えて眠りが浅くなり何度も目が覚めてしまったり……なんてことになります。

②陰気をめぐらせる

そして積極的に行いたいのが、「陰気」を養う行動です。これが体を鎮静化させてくれる、本格的な夜の準備になります。

入浴は40〜41℃くらいの、ぬるめの温度のお湯につかります。

前述したように激しい運動はNGですが、**ストレッチなどのゆるやかな運動はオススメ**です。無理やり伸ばそうとはせず、体を伸びやかにする気持ちよさを感じるようにストレッチしてください。

特に重点的に伸ばしたいのは、体の中の「陰」を司る部分。これは、体の中心や下半身のあたりだとお考えください。具体的には、背骨、腰、股関節、太ももなど。

体の土台となる「陰」の部分を伸ばして、積極的に陰気をめぐらせましょう。

パソコンでも、一日働いたらデータを保存して、いったん電源をオフにしますよね。私たち人間もスイッチがオンになったままではゆっくりと休むことはできません。しっかり陰気を養い、体の力を抜いて、ぐっすり休みましょう。

最後に一句、

無理するな、大人は急に、眠れない。

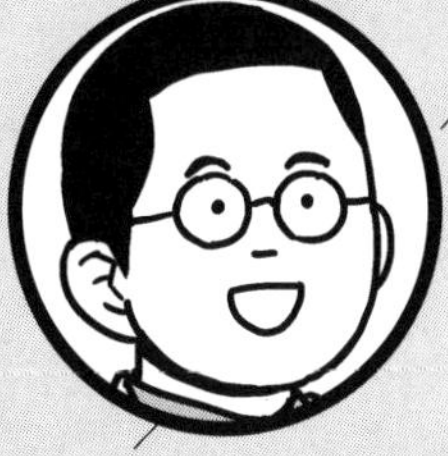

CHAPTER 4

触れる養生

時には、意識して体に触れてみよう

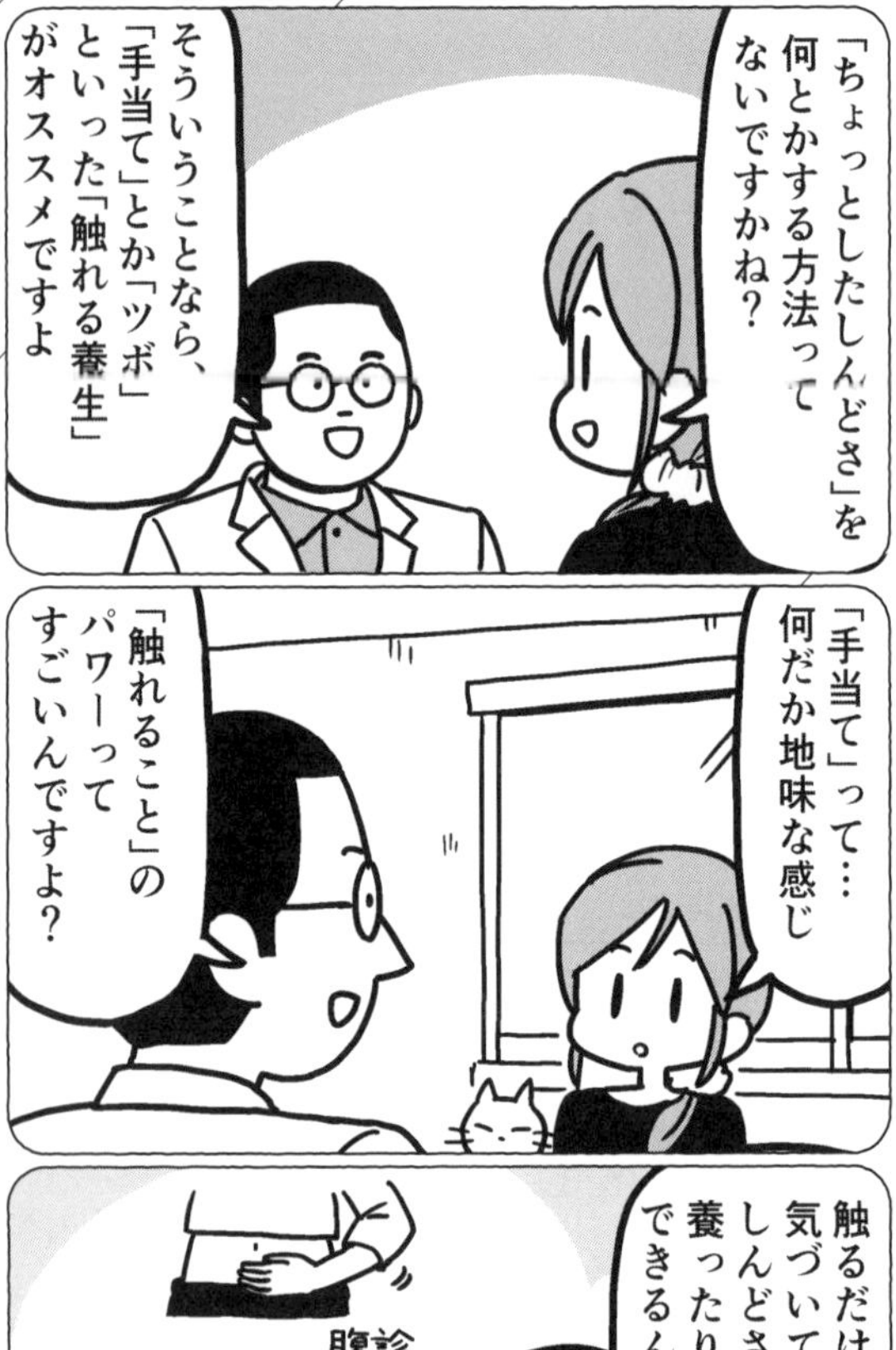

「ただ触れるだけ」で、不思議と体がラクになる

誰だって、お腹が痛いときは無意識に手を当てるし、足をぶつけて痛みでのたうち回るようなときは、痛い場所をさすります。犬さん猫さんだって、手でさすれない代わりに自分をなめたりする。

しんどいときには「手当て」って、生き物としては当たり前のことなのかもしれないけど、当たり前すぎて忘れてしまっている部分があると思うんです。

私は仕事柄、毎日のように人の体に触れていますので、そのおかげで**「触れることの素晴らしさ」**を人一倍感じる機会に恵まれています。

「触れること」には様々なよい面がありますが、大きく分けると次の3つになります。

❶不調を知ることができる
❷体を養うことができる
❸心を養うことができる

触れることで自分の体の痛みを知り、それと同時に体と心を癒すことができます。特に何の道具も必要とせずにこれだけのことができるというのは、すごいことです。

このＣＨＡＰＴＥＲ４では、手を使って自分の体の調子を知り、養うことについてお話ししていきます。

体に触れてみることで、はじめてわかる「つらさ」がある

「本当につらい思いをしている人ほど、必ずしもつらそうな顔をしていない」。

これは、私が鍼灸を学んだ恩師の言葉です。いざ自分で仕事を始めてみると、この言葉の意味を痛感することが何度もあります。

受け答えはしっかりしているし、表情もにこやかで、一見すると元気そうなんだけど、お話を聞くと、「体中しんどいところだらけ」とおっしゃる。実際に院のベッドに寝てもらって体を触ってみると、肩がびっくりするくらいカチカチになっているし、脈を触ると消えてしまいそうなくらい弱い。

その瞬間に、その人のつらさの一端に触れたような気持ちになります。

こんな患者さんと接することは、私にとっては日常茶飯事です。

つらいときに素直に「つらい」という意思表示ができる人は、まわりもサポートがしやすいかもしれませんが、つい元気を装《よそお》ってしまうばかりに、もっと自分をしんどくさせてしまう人が、世の中には大勢いるのです。

もちろん、その理由の大半は、「周囲に負担をかけたくない」「自分のことで心配させたくない」という、優しさや責任感からくるものだと思います。

しかし、**こうしたことを続けていると、自分の体の声がどんどんわからなくなってしまう**ことがあります。

私は、現代人の多くがそのような状態になっていると思っていますが、さて、あなたはいかがでしょう。

「自分の脈」に触れてみる

試しに、あなたも脈から体の様子を観察してみましょう。

脈の打ち方から体の調子を知る方法を、東洋医学では「**脈診**《みゃくしん》」といいます。

手首のシワの親指側の端のあたりを、人差し指の指先で触ってみます。指をのせて、少しだけ圧をかけてみます。

脈がすぐに触れ、輪郭がハッキリしていてリズミカルに打っていれば、元気なサインです。

反対に、触っても脈の位置がよくわからず、消えそうで、流れがスムーズではない。こういう脈は、元気がないときの脈です（脈診は、心臓の機能ではなく気の流れ

◎「触れること」は大切なセンサー

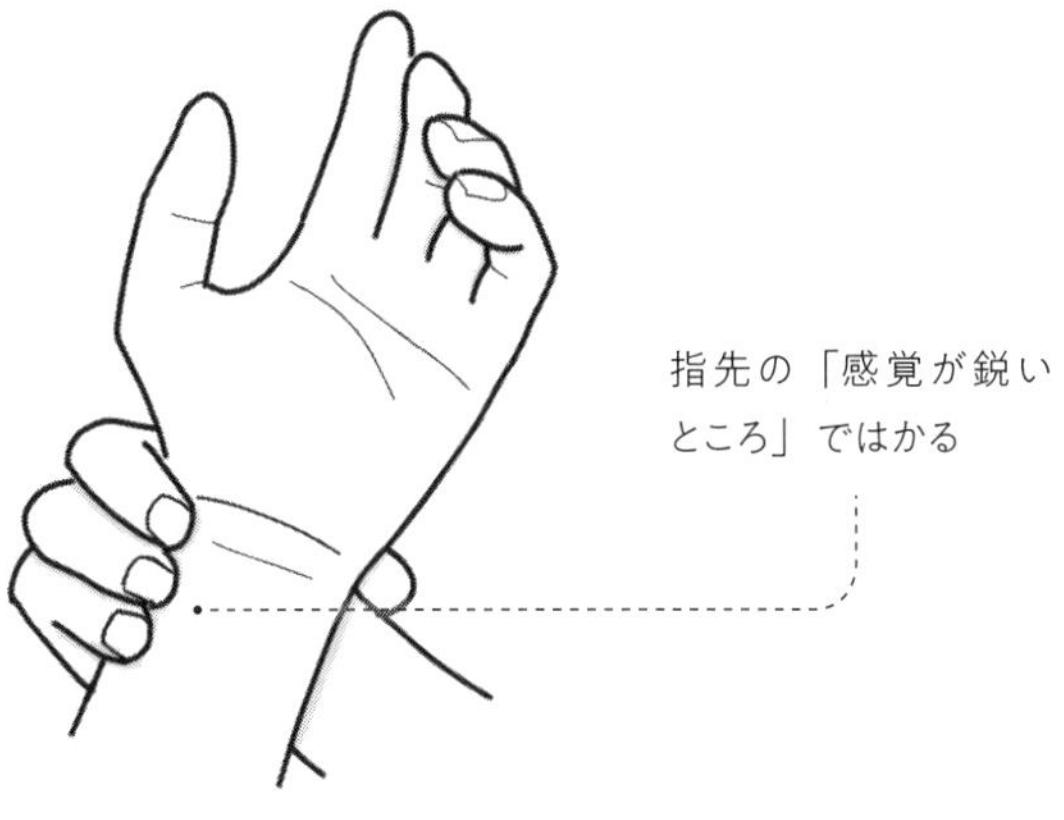

を観察するためのものです）。

もしあなたが、自分では元気なつもりだったのに、後者のような弱い脈になっていたとしたら……。

それは、知らず知らずのうちに疲れがたまっていて、体がそれを訴えている警告サインです。

そんなときは、普段のペースをちょっと落として、その分しっかり養ってください。

理想は「つきたてのおもち」のようなお腹

脈の次は、お腹を触ってみましょう。脈をみるのが「脈診」ですから、お腹をみるのは**「腹診《ふくしん》」**です。お腹の温かさや冷たさ、張り感なんかで体調を調べる方法です。

自分のお腹を触る機会もそうありませんから、ぜひ試しに触っていただきたいと思います。

まずは仰向けになって、両足を伸ばした状態でお腹全体を触ってみてください。はじめは手を置くだけ。次に、少しだけ押さえてあげます。

体って、「気」がめぐって元気なときは、ふわふわで温かくてやわらかいのですが、それはお腹も同じことです。

理想的なのは「つきたてのおもち」のようなお腹。やわらかくてもっちりと、適度な弾力があり、適度な温かさのある状態です。

これが、**たくさん頑張って疲れている人のお腹になると、冷えて固くなっています。**また、体力が落ちている人やお年寄りの方などは、お腹全体に力や張りがなくて、ふにゃふにゃしているということもあります。

さて、あなたのお腹はいかがでしょうか。

自分の体の調子を知り、不調をゆるめる「お腹養生」

私たちの体は日々変化しています。お腹の固さひとつとっても、常に一定というわけではありません。ストレスのあるときのお腹、イライラしやすいときのお腹、疲れてしまったときのお腹……など、どれもすべて違います。その時々のあなたの調子に合わせて、お腹の状態も常に変化しているのです。

お腹に触れることで「自分の体の声」を聞くことができるし、お腹を手当てすることで「体を養う」ことができます。

141ページから、特徴的なお腹の状態をいくつかご紹介いたします。

ちなみに、お腹に触れるときのポイントは、次の3つです。

①仰向けの姿勢で触る
②両膝を伸ばしておく
③お腹を強く押さない

ちなみに、お腹の手当てについては「やればすぐにやわらかくなる」みたいなスピーディな変化は起こりにくいです。でも、焦る必要はありません。何日かかけて、**ゆっくりとお腹をやわらかくするイメージ**で大丈夫。

たとえば夜眠る前のタイミングなど、無理なくできる範囲で、ちょっとしたすきま時間に触ってみてください。だんだんと、しかし確実に、つきたてのおもちのようなやわらかいお腹に変化していきます。

◎自分でできる「腹診」

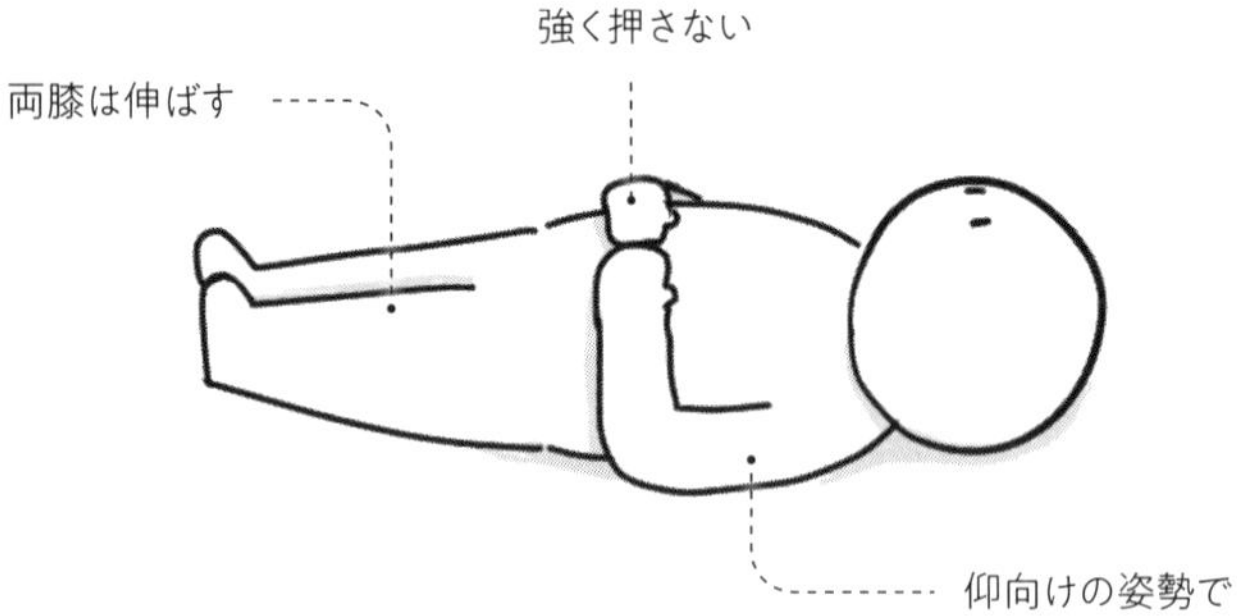

「みぞおちの張り」はストレスのサイン

心下痞

（しんかひ）

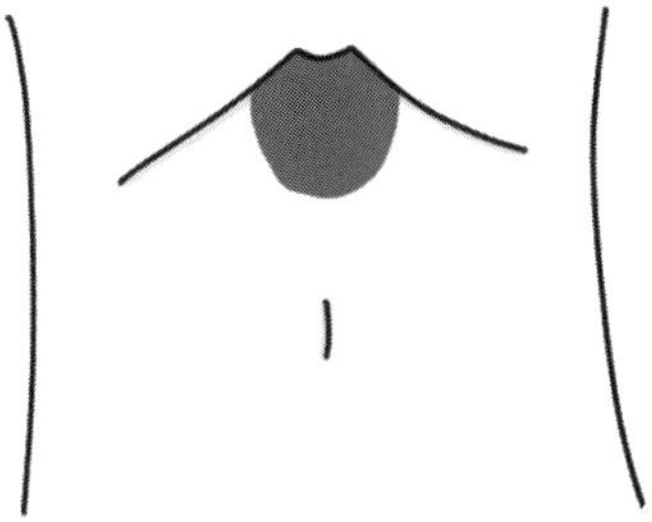

胸の中心にある胸骨の下からみぞおちあたりまでの場所にやさしく触れてみましょう。胃の調子がもう一つだったりすると、少し抑えるだけで「うっ」と気持ちの悪い感じがするはず。固いところに手のひらを置いてお腹を温めてください。うまくいくと、お腹が反応してクルクルと活発に動き出してくれます。

「わき腹のつまり」はイライラのサイン

胸脇苦満

（きょうきょうくまん）

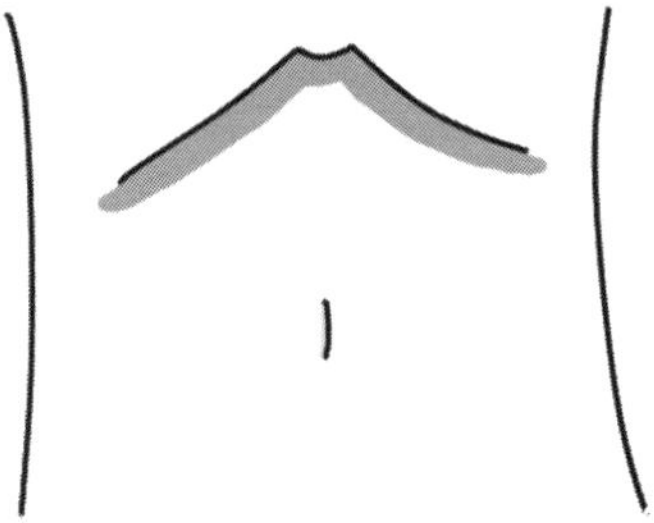

あばら骨の下側をやさしく触ってみてください。 固くなっていると指が入りにくく、 何だかつまって嫌な感じがするはず。 これは横隔膜が緊張して、 呼吸が浅くなっているサイン。 こういうときは、 あばら骨の下をさすったり、 息を吐きながら指を入れたりすると、ゆるんで呼吸がラクになります。

「下腹の弱さ」は不安のサイン

小腹不仁

（しょうふくふじん）

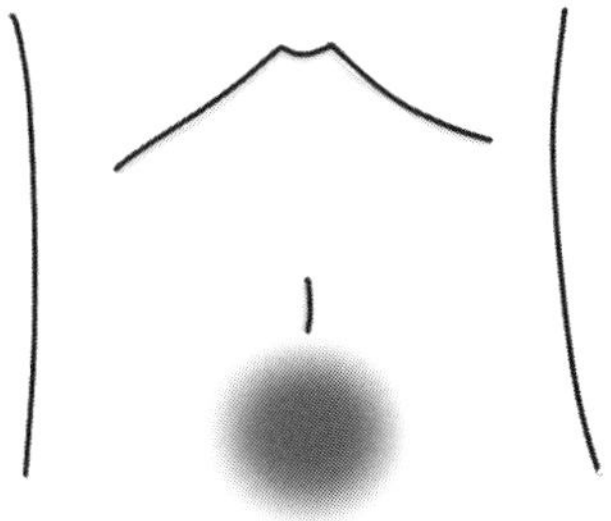

へその下のあたりのことを丹田《たんでん》といい、 元気や力の源です。 疲れと不安はリンクします。 疲れているときや妙に不安なとき、 丹田を触ってみてください。 弾力がなくてフニャリとやわらかすぎたり冷えていたりするはず。 こんなときはへその下を温めます。 呼吸が深くなって、 不安な気持ちもましになるでしょう。

「ツボ」って結局、何なの？

東洋医学の世界で「触れる」といえば「ツボ」、というイメージがあるかもしれません。「○○に効果があるツボ」みたいな話は、誰でも一度は聞いたことがあるのではと思います。

体の気は全身の「経絡《けいらく》」というルートを通って、絶えずグルグルと循環をしていると32ページで述べました。この経絡というのは、たとえて言うなら、電車の線路みたいなものです。そして、経絡という線路上の駅に相当するのがツボになります。

本書の冒頭でもお話しした通り、私たちの体の気は日々のストレス、環境、生活習慣などによって滞り、こりや痛みやしんどさを生み出します。こういった影響が出やすい場所がツボなのです。

体のこりや痛みは、「体」と「心」からの、「（気の）めぐりが悪くなっていますよ！」というＳＯＳのシグナルでもあるのです。

ツボの場所は、元気にめぐっている場所と比べると、異なる反応が出ます。

・固い
・張る
・痛い
・へこんでいる
・ふくらんでいる
・湿気《しけ》っている

こういうのを、「ツボ反応」といいます。

といっても、あからさまに「めちゃくちゃ痛い！」とか「石のように固い！」というわけではありません。「他の場所と比べて」というのがポイントです。

ツボ探しの極意「ハムタッチ」

ツボというのはデリケートですから、優しく触らないといけません。肩の力を抜いて、まるでハムスターを触るような感覚で優しく体に触るようにしましょう。具体的にはこうです。

❶肩の力を抜く
❷ツボの場所付近を軽く手で包み込む（小指の付け根が当たる感じ）
❸少し力を入れて弾力をみる

このときに、触った感じがふわっとやわらかい状態なら、そこはツボ反応が出ていないということ。

反対に、**ギュッと中身が詰まって固く感じられたら、ツボ反応が出ているところ**です。

人間の手には、超高性能なセンサーがついていますから、特に練習なんてしなくても、意識さえ変えてしまえばすぐにわかるようになります。

大事な物はつぶさない

先程、ツボを触るときはハムタッチでつぶさない……と説明したものの、気が付いたら思わずグイグイ押してしまう、みたいな人はきっと多いと思います。

「ツボは押したり、叩《たた》いたりするもの」

「ツボは、押せば痛く感じるもの」

こういった誤った先入観が、体の触り方やツボの探し方をわからなくさせているのでしょう。

こういった触り方は間違っている上に、危険な行為でもあります。

ステーキやトンカツをつくる前に、料理人が肉を叩いたりつぶしたりしますよね？　あれは何をしているかというと、肉の繊維を切ってやわらかくしているんです。

躍起《やっき》になってツボを押したり、力任せにマッサージをしたりするということは、これと同じこと。あなたの大事な体を、叩いたりつぶしたりして傷つけてはいけません。

「大事なものはつぶさない」。

こちら、重ねてお願いいたします。

体の滞りを触れて流す「ツボ養生」

「ツボの探し方」と「触り方」についてお伝えしてきましたので、さっそく、具体的なツボをご紹介していきましょう。

次ページから、よくある不調に効くツボをみていきますが、いずれも、気のめぐりが滞りがちな体をめぐらせるのに効果的なものばかりです。

まずは、肩の力を抜いてツボを探すこと。そして、無理やりほぐすのではなく、やさしい力で触れること。

その状態で、一分ほどツボに触れてみましょう。

すると、だんだんめぐりがよくなって、元気になっていきます。

肩こりがつらいとき

合谷

（ごうこく）

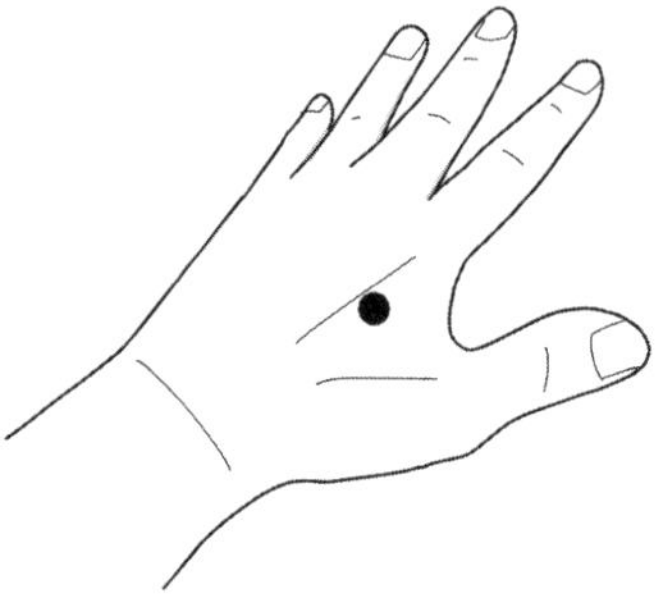

肩がこると腕や手も固くこります。反対に、手がゆるむと腕や肩もゆるんできます。肩こり解消で有名なのは、合谷《ごうこく》というツボ。手の甲のみずかきのあたり。人差し指と親指の間で、人差し指の骨の真ん中あたりにあり、なでるとくぼんでいます。強く押さず、やさしくにぎるように触ってみてください。

ストレスには爪もみ

井穴

（せいけつ）

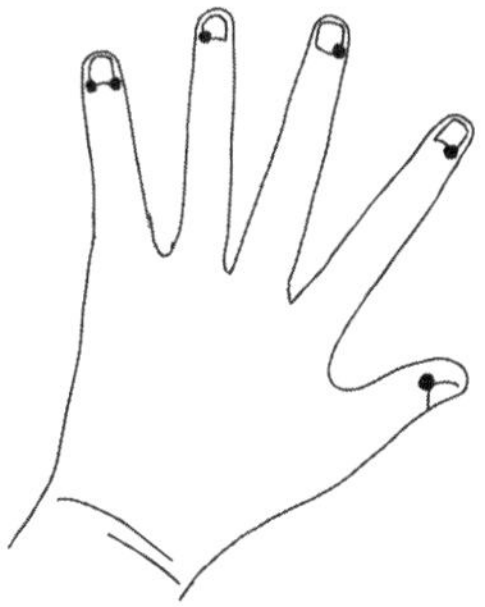

緊張したり気を使うと、すごく肩がこったり胸がつまったりします。そんなときは手の指の爪の根本をほぐします。手足の爪の根本の角の部分には「井穴《せいけつ》」というツボのグループがあります。そこを親指と人差し指で挟み込むようにしてもみます。親指から順番に、クニクニ挟んでみてください。

胃がしんどいときは太ももほぐし

梁丘

（りょうきゅう）

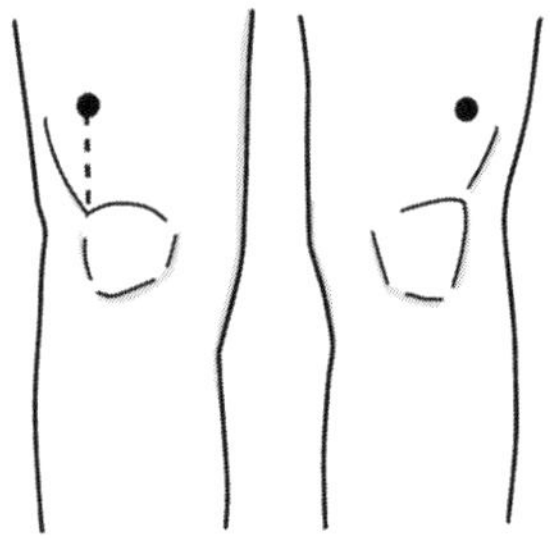

食べすぎや人間関係のストレスは、胃にきます。そんなトラブルがあると、太ももから向こう脛《ずね》のあたりにかけて筋肉の張りやコリが出てきます。そんなときは「梁丘《りょうきゅう》」というツボを刺激します。お膝の皿の上、外側の角から指３本くらい上のあたりを、さすったりほぐしたりしてみてください。

目が疲れたら耳を手当て

聴宮

(ちょうきゅう)

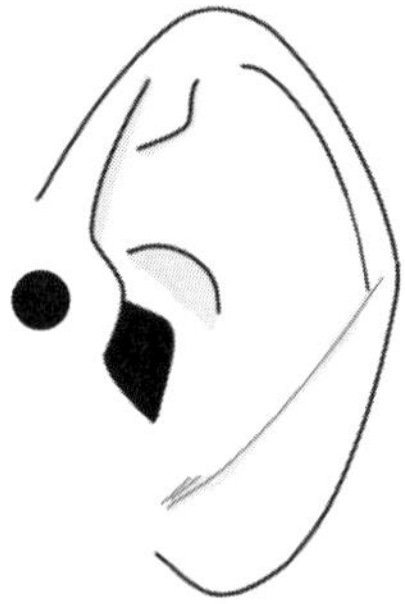

疲れ目の人はちょっと耳の穴の前あたりを触ってみてください。耳の穴の前あたりには動脈があってポコポコと拍動が触れるのですが、疲れ目のときはこのあたりがこんもりと張ってきます。疲れ方によっては左右差があるでしょう。目を閉じて「手当て」で温めます。ジワーとゆるむと目がスッキリします。

「さするだけ」だって立派な養生

「ツボ」とか「ほぐす」みたいなのはややこしいから、できるだけ簡単にラクになるのがいいという方のために、最後にとっておきの養い方を伝授いたします。

それは、**体をなでさすること**です。「体をさするくらいで……」と思うかもしれませんが、これがなかなか馬鹿にできません。

人の体は些細な刺激でも、それに反応してきちんとゆるんでくれます。

しんどいときに背中をさすってもらった経験がある人なら、その力のすごさを何となくおわかりいただけるのではと思います。

①小指の付け根を当てて、手を滑らせる

あまり力を入れてガッシリと押しながらさすると、重たく感じます。反対に、力を抜きすぎて指先だけで触っても、くすぐったい感じがします。小指の付け根、小指球を当てて手を滑らせてあげるのが、いい塩梅《あんばい》のポイントです。

②秒速5センチメートルくらいの速度でゆっくりさする

体が緊張しているときというのは、緊張を司る交感神経が優位になっている状

◎毎日のストレスを癒すケア方法

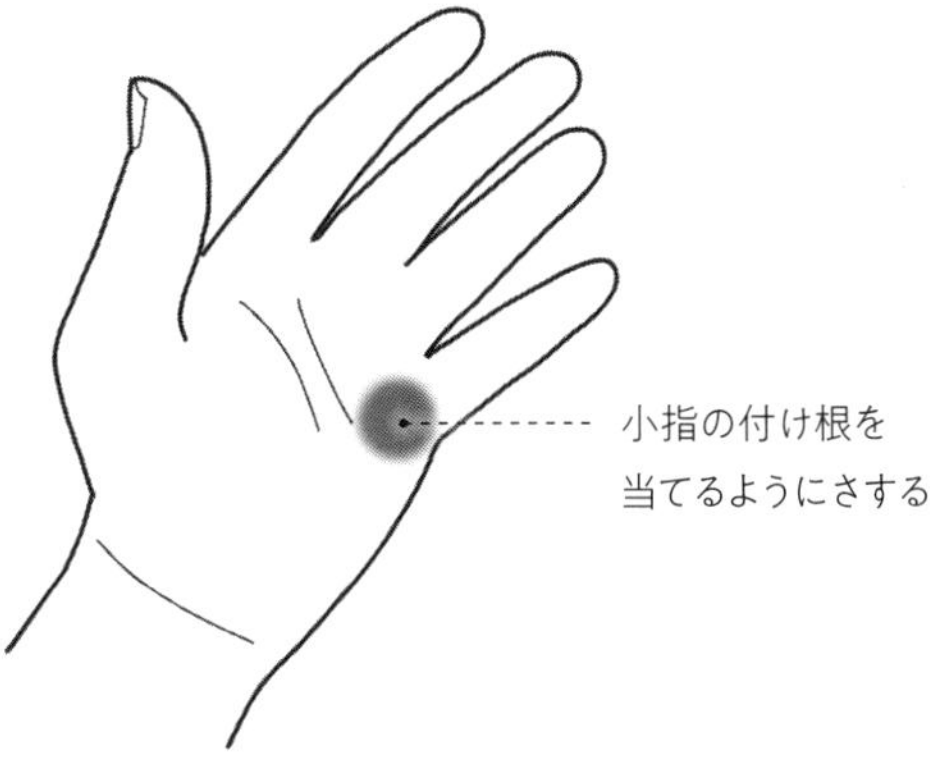

態ですが、その反対のリラックス状態を司るのが副交感神経です。

私たちの体は、ゆっくりなでることによって、副交感神経の機能が高まってリラックスするようになっているのだそうです。

速すぎず、遅すぎずのスピードで優しく触れていると、心もラクになります。 自分がしんどいときも、緊張してしんどそうにしている人がいるときも、ゆっくりさすってあげてください。

反対に、気合を入れたいときや目を覚ましたいときは、もっと速くさすることが効果的です。これは、いわゆる乾布《かんぷ》摩擦《まさつ》みたいなものでOK。

朝にゴシゴシと体をこすってみてください。頭と体が目覚めて、シャッキリとした気分で動けるようになります。

「大切な人」に思わず触れたくなる話

しんどいときに、ちょっとした一言で元気をもらえるということはありますけど、本当にしんどいときは、声かけくらいでは何も変わらないし、むしろ放っておいてほしいということもあると思います。

言葉ではどうにもできない心の疲れも、「触れること」でなら養うことができるかもしれません。

これは、うちの末っ子の出産のときに経験したことなんですけど、かかりつけの産婦人科でカンガルーケアというのをしていたんです。カンガルーケアというのは、出産直後に赤ちゃんを胸元に抱いてカンガルーみたいにスキンシップをするという方法です。

妻がカンガルーケアをした後で、私もすることになりました。そのとき、子供をあやすいつものクセで、つい赤ちゃんの背中をポンポンやっていたんですけど、ずーっと泣いてしまうので、困りました。

それを見るに見かねた産婦人科の先生が、

「ただ手を触れて抱きしめてあげてください」

と言うので、その通りにしたら、赤ちゃんはすぐ落ち着いて泣き止んだんですよね。

「余計なことをしないで、**ただ手を当てるだけで、人間って養われるんだな**」

って、そのとき学びました。

そんなわけで、どうぞ肩の力を抜いて、触れて養ってみてください。

誰かをいたわると、自分まで癒されてしまう理由

これまで紹介した「触れる養生」は、あなたを養うためにはもちろんのこと、もし可能であれば、誰かを養うためにも使ってみてください。

「しんどいのは私なのに、なんで?」と思うかもしれませんが、これには科学的な理由があります。

私たちの頭の中には、ミラーニューロンという細胞があって、**鏡のように相手の感覚や行動を脳内で再現する働き**があります。

たとえば、テレビのグルメ番組って、すごく人気があります。視聴者である私たちは、番組に出てくるごちそうを食べることができないのに。にもかかわらず、ついつい見てしまうし、見ているだけで何となく満足してしまうというのは、そ

ういう理由からです。

あなたが元気になると、私も元気になる

私の仕事はお悩みを抱えている人を養うことなんですが、よく人から「しんどい人に施術をしているのって、疲れませんか？」と質問されます。

意外かもしれませんけど、これがそうでもなくて、むしろ元気になります。

特に、私の施術で、体がゆるんで眠ってしまっている人を見ているときなんか、私のほうがリラックスした気分になっているほどです。

人を養っているようで、養われているんです。

本当にありがたい話です。

あなたが誰かを養うとき、あなたもまた養われるのです。

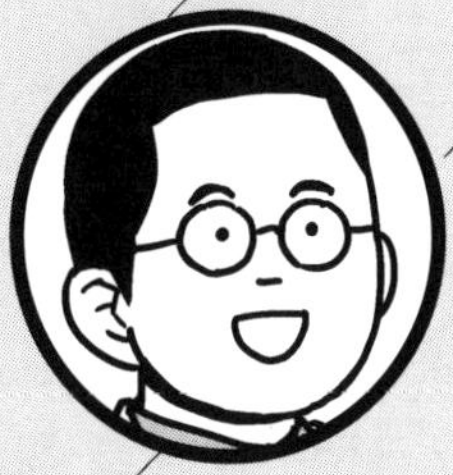

CHAPTER

5

動く養生

「疲れをためないコツ」は意外なところに

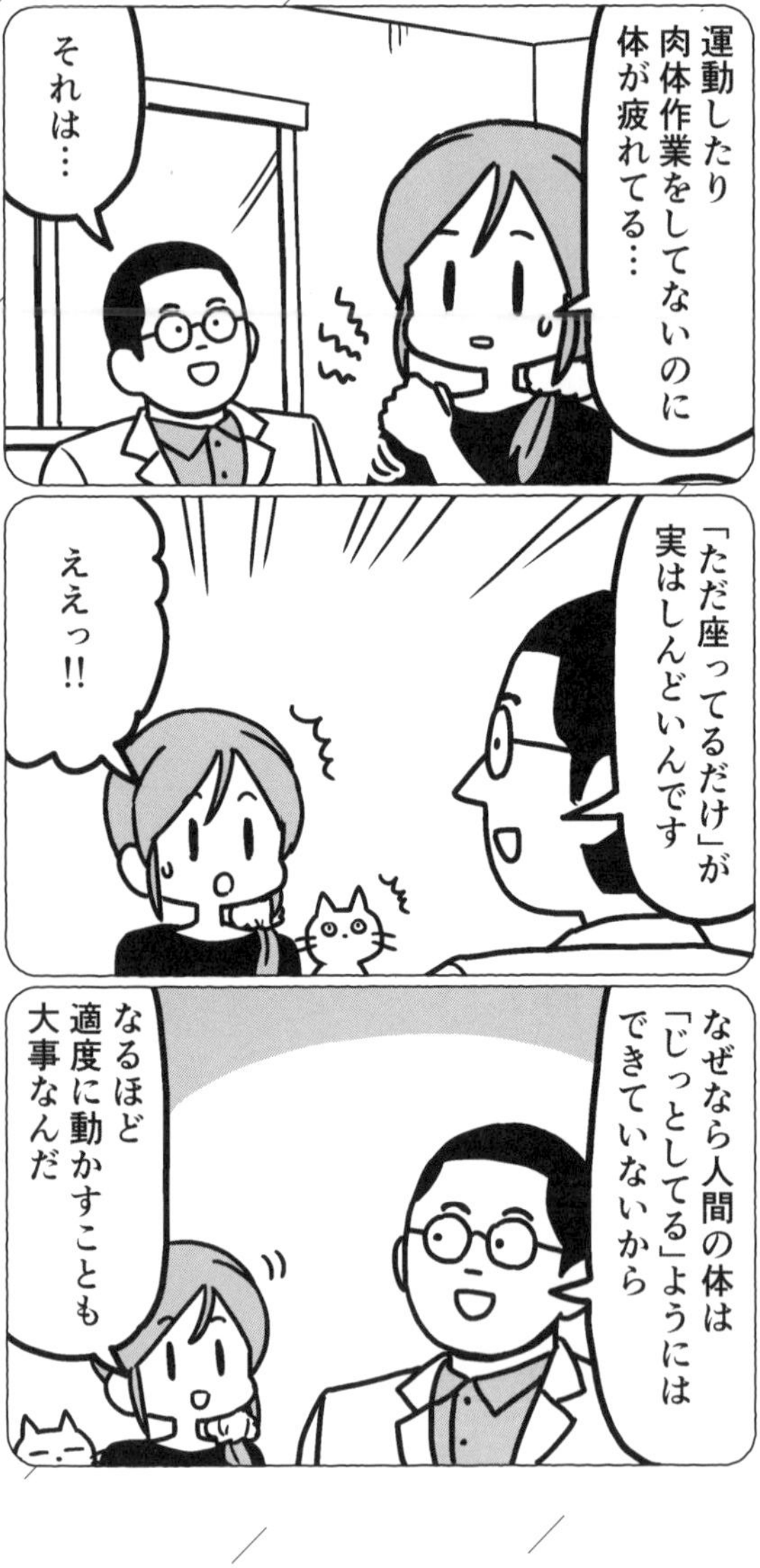

「ただ座っているだけ」がしんどいのはなぜ？

「何もしていないのに疲れるのは、なんでだろう？」

こんな相談を、患者さんからよく受けます。

たとえば引っ越しみたいに、重い物を運ぶ肉体労働で疲れるのはわかります。

でも、一日中座ったままで動いていないのに、一日の終わりにはクタクタに疲れている……。ちょっと理屈がわかりにくい感じがします。


これについては、このように考えてみてください。

これから、あなたが一時間の間、次のような過ごし方をするとします。3つの選択肢のうち、どれが一番疲れると思いますか？

❶全く動かないで座ってじっとしている
❷立ったり座ったりしながら適当に動く
❸立って、ずっと動きまわっている

多分、はじめの数十分の間は①の「全く動かないで座ってじっとしている」がラクちんでしょう。でも、一時間もすれば、体がカチコチになってつらくなってくるはずです。

デッサンのモデルのアルバイトって、結構時給がいいそうなんです。裏を返せば、それだけしんどくて大変な仕事ってことですね。

同じポーズのままじっとしているのって、相当大変。慣れている人でも、20分やったら10分休憩。それ以上は、厳しいそうです。

それに比べれば、適当に動いているか、いっそ動き続けているほうが断然、体はラクなのです。

じっとしていたら、誰だって疲れます

一日の大半を動かないで過ごす。

実はこれが、知らない間に、私たちの体をひどく疲れさせる要因になっていました。

「心は楽しむべし、苦しむべからず。身は労すべし、休め過ぎるべからず」

（心は楽しくして、苦しくしてはいけない。体は動かして、休めすぎないこと）。

これは、江戸時代に書かれた養生本のベストセラー『養生訓』の一節なのですが、これほど今の私たちへの教訓としてぴったりの言葉はないかもしれません。

どちらかというと「心は苦しく、身は休めすぎる」のが現代人の過ごし方です。

これはしんどくもなるはずです。

「適度に動かす」だけで、こんなに体は軽くなる！

体を動かすことで気はめぐります。

「動かない」ということは「気をめぐらせず、体を固くする」ということです。

人の体は、約6割が水分といわれています。

水は動いていればサラサラとめぐり流れてくれますが、動いていなければ、すぐによどんで滞ってしまいます。

本来、人の体というものは、眠るときや休息するとき以外は、止まっている状態を良しとしていないのです。

よくよく考えてみると、私たちはパソコンやスマホなどの便利な道具のおかげで、オンもオフも、ほぼ座ったままで動かずに用事を済ませることができるようになりました。指先以外はほぼ動かない状態で何時間も過ごす、というのはざらでしょう。

「座りすぎ」の日本人

世界の平均と比べても、日本人の座る時間というのは、長いのだそうです。デスクワークの人ならば、7~8時間座りっぱなしということは日常的でしょうし、疲れて帰る移動中や自宅での過ごし方も含めれば、座っている時間はもっと長くなるはずです。

この座っている時間に睡眠時間を加えると、私たちは**一日の6割以上を、ほぼ動かずに生活している**ことになります。

これって改めて考えると、結構すごいことです。人類が生まれてこのかた、こんな状況になったのははじめてのことなんじゃないでしょうか。

東洋医学は、「陰陽のバランス」をとても重視すると、これまで述べてきました。動く時間を「陽」、止まっている時間を「陰」とするならば、**現代人は、あまりにも「陰」に偏りすぎ。**

せめて、「陰陽」のバランスが半々くらいには戻していきたいところです。

大人には「鍛える運動」より「養う運動」がオススメ

運動には**「鍛えるための運動」**と**「養うための運動」**の2種類があります。

普通、「運動」といわれてイメージするのは、「鍛えるための運動」のほうです。

いわゆる、激しいスポーツとかきついトレーニングみたいなものです。

運動が嫌いな人からしたら、こんなふうに思われるかもしれません。

「なんでわざわざ自分から疲れることをしなくちゃいけないんだ、こっちはそもそも疲れてるんだ！」と。

そんな気持ちになるのは、ごもっともです。

でも、これから私がオススメするのは「養うための運動」のほうです。

「体を動かす気持ちよさ」に目を向けよう

「健康のために運動は重要」ってよく言われますけど、あなたは体を動かすのは好きなほうですか？

私はどちらかと言うと好きなんですけど、こういうのって、必要な人ほど苦手意識があったりするものみたいです。学生の頃、部活動や体育の時間のせいでネガティブなイメージがついてしまった人も多いのかもしれませんね。本当は、若いうちに**「体を動かすと気持ちいい」**とか**「体も心もラクになる」**といったことが体験できているといいのですけど。

そんなわけで、まずは体を動かすことについて、イメージを刷新《さっしん》していきましょう。

疲れたときほど「座る」より「歩く」

たとえば、あなたがもし、日常で次のような悩みをお持ちのときは、ぜひ「歩き養生」にトライしてみてください。やり方は、ただ「歩くだけ」です。

・心がしんどいとき
・考え事をしたいとき
・体が冷えているとき
・体のどこかに慢性的な痛みがあるとき

きっと想像よりも効果を実感するはず。そして、それ以上に気持ちよさを感じると思います。

「歩き養生」には、いいことがたくさん!

「歩くこと」の効果は多岐に渡りますが、まずは代表的なものをご紹介します。

・気血のめぐりがよくなる
・呼吸が深くなる
・血流がよくなる
・自律神経が整う

たとえば考え事をするときは、歩くことで頭が活性化し、脳もリラックスするので、いいアイデアが生まれやすくなります。

悩み事を抱えているときも座ってじっとしていると、悶々《もんもん》とふさぎ込みがちになります。逆に歩きながらモヤモヤを抱えることって、案外難しいのです。私自身、**「考え事をしたいな」というときは、軽く歩く**ことにしています。

「面倒な移動時間」が「有意義な養生の時間」に早変わり

ただやはり、「わざわざ歩く時間を取るなんて難しい」という人もいらっしゃると思います。

「目的もなく歩くのはよほど意識が高いか、時間にゆとりがある特権的な一部の人だけだろう……」そんなことを思っていた時期が、私にもありました。

でも、ちょっと考えてみてください。「歩くこと」って、そんな特別なことなんでしょうか。誰にとっても当たり前の、ごく日常的な動きなんじゃないでしょうか。

ここは発想の転換です。「歩くなんて面倒くさい」、そんなふうに思うときは、ぜひこのように考えてみてください。

忙しい間でも、たとえばちょっとした買い物とか、用事のための移動というのが必ずあると思います。今までは、そういった時間を「面倒くさい」とか「無駄だ」と思うだけだったかもしれません。

でも、これからはそれを、**「歩き養生」**の時間と捉えるようにしてみてほしいのです。

すると、今まで面倒だと感じていた「単なる移動の時間」を**「体を養う大切な時間」**にガラリと変えることができます。

簡単、気楽、楽しい……それが続けるコツ

「養生」を続けるにあたって大切なことって何でしょう。

それは、一見、無駄そうだったり、いかにも無用そうに見えたりすることこそが、自分自身を養っていたということに気づくことです。

「歩き養生」の歩数や時間なんかはあまり気にしなくてよいのです。

私たちはあくまで「元気になるため」に歩くのであって、歩くことが目的になっては本末転倒だからです。「〇〇しなきゃ」という気持ちで歩くのって、楽しくないと思いませんか。

まずは気持ちよく歩いて、「歩き養生」の効果を実感することから始めてください。

「朝の歩き方」と「夜の歩き方」で何を変える？

前項で、日常の歩く時間を「歩き養生」と捉えてみることをオススメしました。そうすると、毎日の通勤や通学の時間も、「歩き養生」の時間に変わります。この「歩き養生」ですが、朝の歩き方と夜の歩き方を変えてみるとより効果的です。

心臓は1分間に約60〜80回くらいのリズムで拍動をしています。だいたいアンパンマンのマーチくらいの速さになります。

このリズムを起点にしてそれより速いペースで歩くと体は活性化し、それよりも遅いペースで歩くと沈静化するそうです。

①朝の「歩き養生」はシャキシャキ歩く

起きて間もなく、まだ体が寝ている朝は、**体を目覚めさせる目的で少し速めに歩くのがよい**でしょう。

歩く前は億劫《おっくう》かもしれませんが、動き出したら気分がのって気持ちよくなってくるはずです。体が動けば自然と気もめぐって、気持ちがのってくるのです。

②夜の「歩き養生」はのんびりと歩く

一日を終えて、くたびれて帰るときも「歩き養生」を組み込んでいきましょう。

この時間帯は、あえてゆっくり歩いて緊張をほどきたいところです

ゆっくり歩くことで、心は落ち着いてクールダウンします。さらにゆとりがあるなら口を半開きにして、やや上向き加減で歩いてみましょう。少し間抜けに見えるかもしれませんが、これ、抜群に力が抜ける歩き方なんです。気持ちを落ち着けて一日の終わりに気分転換したいときに、特にオススメ。私も帰り道、よく京都の街を口を半開きにして歩いています（笑）。

体の負担を劇的に軽減！「いす養生」のススメ

歩くことは大事ですけど、一日中歩き続けているわけにはいきません。「座り方」についても一度見直しておきたいと思います。

あなたは、自分の「座る姿勢」に自信がありますか？　簡単そうで難しいことって世の中にはたくさんありますけど、「座る」ってそういう類《たぐい》のものだなと思います。

これが、体に余計な負担をかけない「座る姿勢」のポイントです。

・お尻に６割、足裏に４割くらいの配分で体重をのせる
（いすにはお尻だけで座らないように）

・いすの高さを膝の角度が90度くらいになるように、浅めに座る
（こうすると、足に体重がのっていることがわかりやすくなります）
・足の裏をしっかり床につける
（足をブラブラさせないように）

いすに座るとき、お尻だけで座る人も多いと思いますが、これではまるで、根っこが生えていない木のようなもの。背骨の安定が悪くなってしまいます。

こうなると、なんとか背骨を安定させようと、首や肩を固く張って緊張しなくちゃいけませんから、これが肩こりの原

◎「疲れをためない座り方」がある

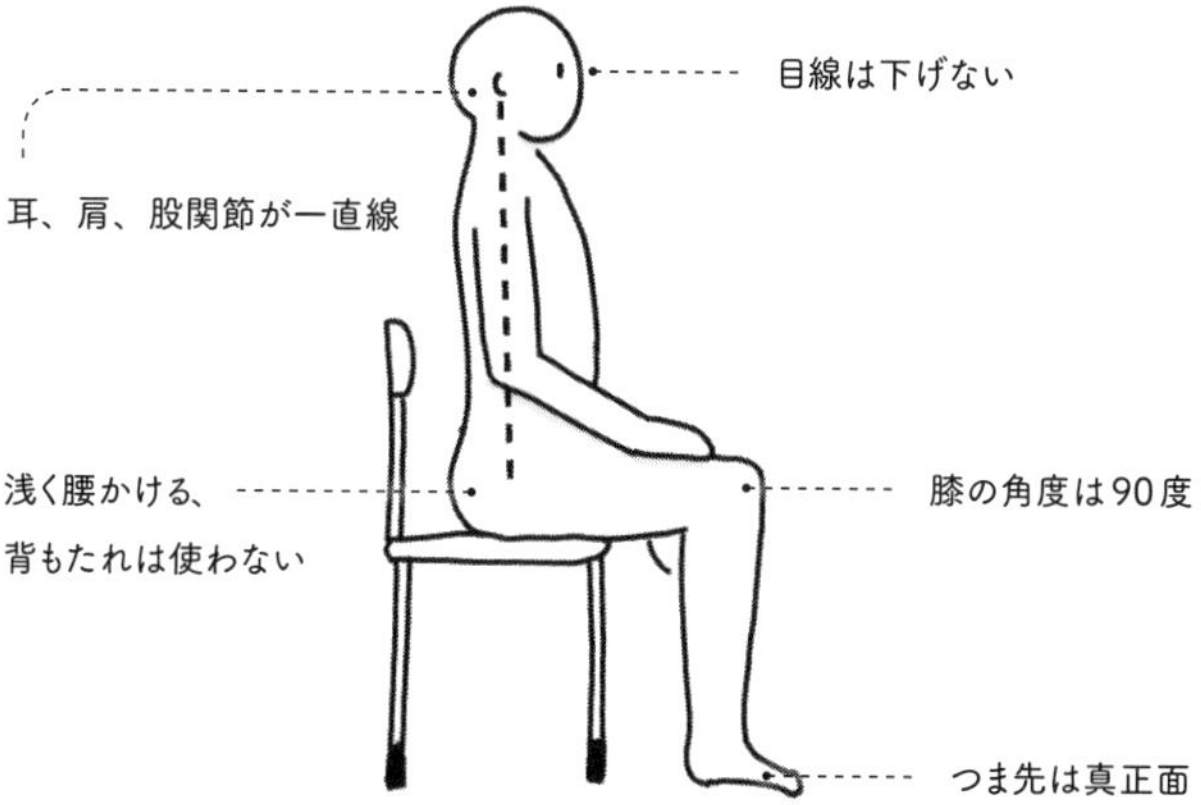

因になります。

また、お尻の中でも**「坐骨で座る」**ということにも注意してください。お尻のちょうど下側には、座面にあたる部分に骨がありますね。これが「坐骨」です。ここで座っていられたら、満点です。

座っているとき、**耳の穴、肩、股関節が一本の線になっていれば、ラクなよい姿勢で座っている**といえます。

いすの選び方にも触れておきます。「働くいす」と「休むいす」は別と考えておきましょう。

・座面がやわらかすぎず固め
・座面の面積が広め
・両足がきちんと床につくもの
・背もたれやひじ掛けはないほうがいい

体を固くしない、滞らせない方法

長く視《み》すぎると血を損なう
長く寝すぎると気を損なう
長く坐りすぎると肉を損なう
長く立ちすぎると骨を損なう
長く歩きすぎると筋を損なう

これは『養生訓』の一節なんですけど、**どんなことでも、やりすぎると体を傷つけてしまう**ということです。

立ちっぱなしの人や歩きっぱなしの人は疲れる前に休憩を取りたいですし、一日中働いている目にも、休む時間をあげたいところです。

日中を快適に過ごす「姿勢配分」のポイント

現代はどちらかというと座りすぎる人が多いので、日中、座りすぎないように体をめぐらせる方法をまとめてみました。私もこの方法を実践しています。

❶とにかく「体を固まらせない」意識を

日中は、体を「ゆるめる」というよりも、とにかく「固まらせない」という意識を持ちます。というのも、固くなった体をゆるめるには、それなりの手間がかかります。だから、固まらないように予防していくこと。このほうがずっと解決が簡単です。これはたとえば、呼吸を深くするとか、同じ姿勢が続かないように気をつけるといったちょっとしたことで十分です。

❷立ち仕事を取り入れる

座りすぎることがまずいわけですから、シンプルな処方箋としては「立って作業をすること」が挙げられます。立って本を読む、立って会議をする、立って考え事をする……。たったこれだけで体はめぐるし、ラクになります。

❸姿勢もめぐらせる

とはいえ、一日中立ちっぱなしも疲れてしまいます。適当なタイミングで姿勢をめぐらせるのがオススメです。私の場合、

立ち仕事
←
座り仕事
←
床仕事（あぐらか正座）

この3つをローテーションして、同じ姿勢が続くのを防ぎます。こうすると体も固くなりにくいし、何よりラクちんなのです。

❹ 一時間ごとに「体を動かす時間」を取る

環境によっては立って作業をすることや、作業姿勢を変えるというのが困難な場合もあると思います。そんなときは、**少なくとも一時間に一度は軽く体を動かすようにしてください。**軽く散歩でもできればベストですが、それが難しければ、お手洗いに行くとか、その場で立ち上がって肩をまわしたり、スクワットをしたりしてもいいです。

流れる水は腐らないように、めぐる体は固くなりにくい。体をめぐらせながら生活するのが当たり前の世の中になってほしいと思います。

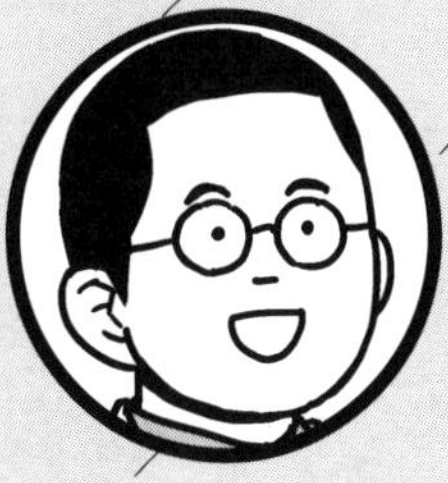

CHAPTER

6

季節の養生

「季節に合わせて生きる」って大切です

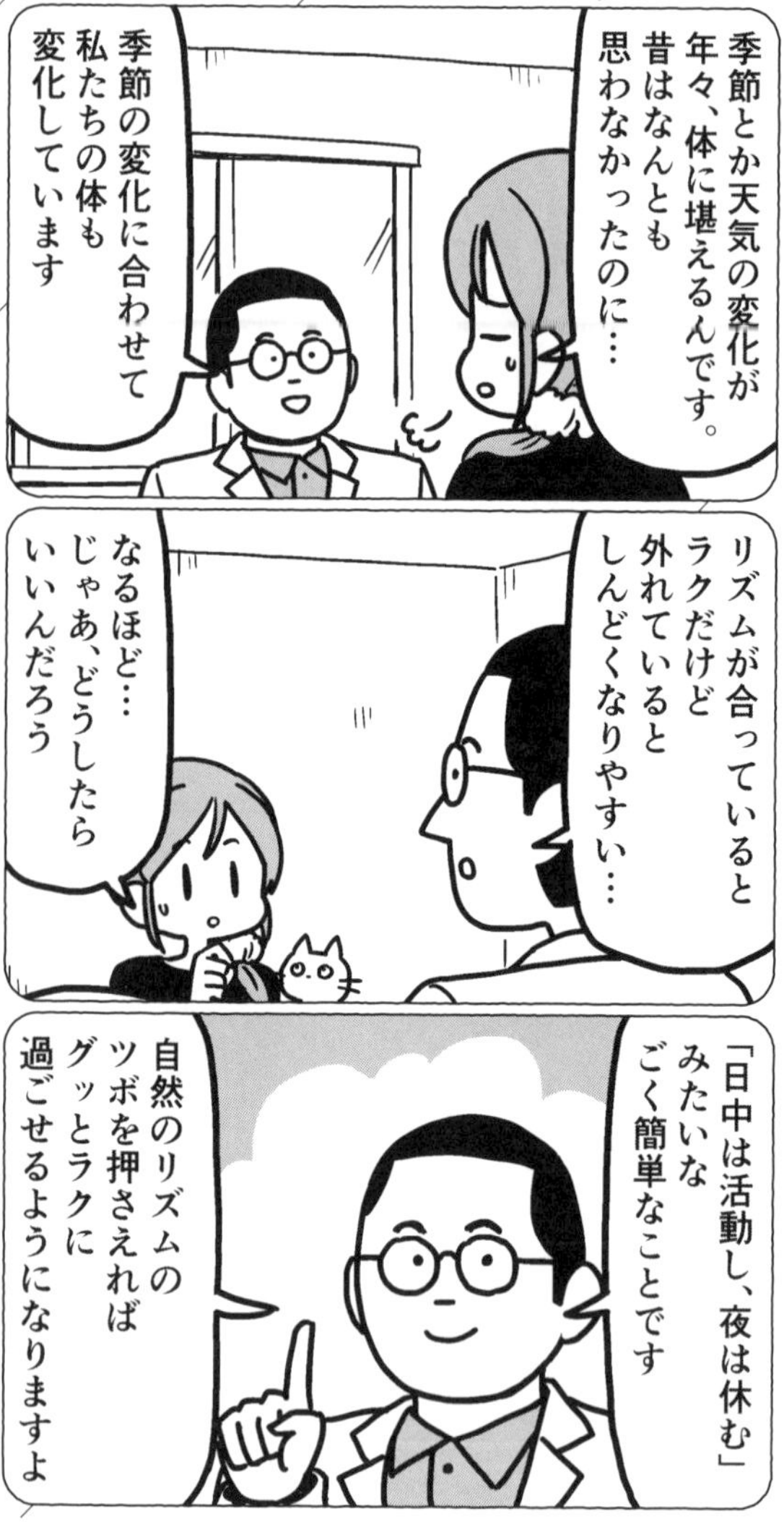

「自然のリズム」を味方につけて、もっとしなやかに生きるヒント

これは結構不思議なことなんですけど、毎日規則正しく過ごしていても、体の調子というのは日々微妙に変化をしていきます。

しんどさにしても「なんだか今日は妙にしんどいなぁ……」というときもあれば、「気が付いたらラクになって忘れている」みたいなこともあるはずです。

なぜ、このような変化が起こるのか?

その原因の一つに、**季節**や**気候**が関係しています。天気が、様々な不調やお悩みの原因になるということについては、最近では「気《き》象病《しょうびょう》」という言葉も一般的になってきましたので、ご存じの方も多いかもしれません。

気象病とは、気温や気圧のような天気の変化によって引き起こされる、何らか

の身体的・精神的な不調のことをいいます。私の院でも、気圧が下がって頭が痛くなったり古傷が痛んだりする、みたいなことでお悩みの方は、たくさんいらっしゃいます。

東洋医学でも、こういった季節や気候と私たちの体との関係は、古くから取り上げられていました。というより、最も重要視されていたというほうが正確かもしれません。自然と人の「気」は、同じようなリズムで変化や影響をし合っています。こういうのを、「天人感応《てんじんかんのう》」といいます。

私たちの体は、常に一定ではありません。季節によって微妙に変化をしています。**「夏のあなた」と「冬のあなた」は、一見同じように見えても実は違う**のです。

「季節の変化」の波に上手に乗るには

サーフィンのように**「季節の変化」という波に上手に乗ることができれば、消耗をできる限り抑え、スムーズに前進する**ことができます。

反対に、その季節の養い方を破って波の流れに逆行してしまうと、大きなうねりに翻弄されることになります。余計な体力や気を消耗し、とびきりしんどい思いをすることになるでしょう。

なにせ相手は自然ですから、やっつけようとか乗り越えようとするのは無理。相手が悪すぎます。

私たちにできることとは、季節ごとの養いを学びつつ、それに身を委《ゆだ》ねていくことです。**体を養い、気をめぐらせて、季節の「気」に沿って、しなやかに変化できるようになること**が、東洋医学の一つの目的なのです。

そうはいっても「季節と体の関係」というのがピンとこない人もいるかと思いますので、次ページから、いくつか例を挙げてお伝えします。

「朝寝坊」も養生のうち
——季節に合わせた「眠り」

たとえば季節によって変化が生じる代表的なものが、**「眠り」**です。

あなたは春夏の朝に「もっと寝ていたいのに早く目が覚めてしまう」とか、冬になると「なかなか起きられない」といったことで困った経験はありませんか？

鍼灸の世界には、中国の後漢頃に書かれた『素《そ》問《もん》』というバイブルがあります。

その中に、**季節に合わせた養い方や睡眠のリズム**についての教えがあります。

簡単に要約してご紹介します。

春……夜は少し遅く寝てもいいけど朝は早く起きる

夏……夜は夜更かししてもいいけど朝は早く起きる

秋……夜は早く寝て朝は早く起きる

冬……夜は早く寝て朝は遅く起きる

このように、季節によって睡眠のリズムを変化させることを良しとしています。生理的にも「眠り」は一日の日の長さの影響を受けています。日が短い季節は、眠る時間が長くなるし、日が長い季節は眠る時間が短くなります。

「規則正しい生活」は万能ではない

ですから、秋から冬にかけて睡眠時間は徐々に長くなり、そして春から夏にかけて短くなります。年間を通して睡眠時間を全く同じにしていれば、春夏と比較して、どうしても秋冬は睡眠不足の状態になりやすくなるでしょう。

つまり、東洋医学でも、

「春夏は短め、秋冬は長めに休む」
という具合に、自然の流れに合わせた、実に合理的な休み方をススメています。私たちも、

「冬は寒いし暗いし、もう少し寝ていよう」とか、

「夏はちょっと早めに動き出そうかな」

といった具合に、多少の変化は取り入れていきたいところです。

規則正しい「早寝早起き」もいいものですが、どうかそれだけにとらわれることがありませんように。

季節の流れに臨機応変に合わせるほうが、結果、年間を通していいリズムで気持ちよく活動できるはずです。

「季節のテーマ」、ここさえおさえておけば大丈夫

それでは季節ごとの過ごし方についてご紹介していきたいと思います。とはいっても複雑なことを覚える必要はありません。

大切なのは、考え方のベース（基本）を知った上で、それを大きく外さないことです。

季節のリズムは、一日の活動スケジュールのように考えてみると、イメージがしやすくなると思います。

春（2月4日頃～5月5日頃）
……「起きる」体も心も動き出すウォーミングアップの時期

夏（5月6日頃〜8月7日頃）

……「動く」活発によく動き、よく汗をかくのが理想的な夏の過ごし方

秋（8月8日頃〜11月7日頃）

……「片付け」活動的だった夏の後片付けと、これから来る冬の準備

冬（11月8日頃〜2月3日頃）

……「休む」活動には適さない時期。陽気を大切に守りながら過ごす

それぞれの季節の区切りは「立春」「立夏」などの旧暦を目安にします。今の感覚からすると少しズレるかもしれませんが、体の変化はこちらに合わせるほうが、より自然です。

春の養生——心も体も「動き出す」

春のテーマは「起きる」。

体も心も動き出す、一年のウォーミングアップの季節。春というとポカポカと暖かいイメージがありますけど、「立春」の2月の前半頃というと、現実にはまだまだかなり寒い時期です。

強い風がビュービューと吹いて、体も自然界も活動的になります。この荒々しさも春の一部です。そこから、だんだんと自然の陽気も高まり日も長く、気温も高くなってきます。

なんだか陽気な気分になったり、つい外に出かけたくなったりしてしまうのは春のせいです。人間も生き物なんだなあというのを実感します。

この時期は、ポカポカと暖かくなる陽気との付き合い方が大切になってきます。

暖かく動く陽気が盛んになっていますから、**体のほうも散歩をしたり、軽い運動、肌を刺激する乾布摩擦をしたりするなど、気をめぐらせるよう**にしていきます。

夏の養生
——たくさん動いて汗をかく

夏のテーマは「動く」です。

よく動き、よく汗をかくのが夏の過ごし方ですが、初夏のうちに適度に動いて汗を出しておくと、熱の発散がスムーズになるので体が暑さに対応しやすくなります。そしてこの時期、最も気をつけたいのが「冷え」です。**夏は、一年の中でも冷えの悩みが多い時期**なんです。

夏場にひそむ「冷え」の原因は、以下の通りです。

❶発汗による熱の発散
❷冷房や扇風機
❸冷たい飲食物

こうして、内側と外側から、体は完全に冷やされてしまいます。体がすっかり冷えてしまうと、夏バテが起こります。

こうなると、クーラーを寒がったり、手足が冷えたり、食欲がなくなったり、体がだるくなったりします。

これらはすべて、冷えによる機能の低下に関連する症状です。一度こうなってしまったら、**対処法は冷やさないこと、温めること**に努めます。

たとえば、お腹が冷えるようなら薄手の絹やガーゼの腹巻を使う。冷房から身を守れるように、薄手の羽織物を持ち歩くなどが有効です。

蒸しタオル（P．70）でお腹を温めてあげると、冷えて固くなっていたお腹も徐々に動くようになってきます。

秋の養生——キーワードは「後片付け」と「準備」

秋のテーマは「片付け」です。

暑さもだんだんと和らいで過ごしやすい季節ですが、ちょっと寂しい気分になったりするのは秋のせいです。

この時期にしておきたいのは、**夏の後片付けと冬の準備**です。

ある程度体調が整っている人ならば、秋の養い方は比較的ラクちんです。朝夕の冷えに気をつけながら過ごしていただければ、大丈夫。

しかし、夏の間にすっかり体を冷やして夏バテをしていた人は、話が別です。夏の間に体にたくわえておきたかった「陽気」が、すっかり足りなくなってしまっています。冬の本番がやってくる前に、体を養って、準備を整えましょう。

冬の養生——とにかく休息に集中

冬のテーマは「休む」です。寒くて暗いこの季節は、夏とは反対に、活動には適さない季節といえます。陽気を大切に守りながら、積極的に陽気を養って過ごします。春を元気に迎えるために、準備をする季節です。

汗をたくさんかくような運動は、「気」を消耗してしまうので、できるだけ控えます。具体的には、半身浴、サウナ、ホットヨガ、そして激しい運動など。冬の間はお休みするか、心地よい疲労を感じる程度に調整したいところです。

冷たい食べ物や飲み物も体の陽気を減らしますので、冬の間は控えるようにします。温かいものや根物の野菜などを食べて、すきがあれば日の光を浴びて、陽気を養いましょう。

「体調を崩しやすい季節」がある人に知っておいてほしいこと

季節の変化の大枠《おおわく》をつかんだところで、季節にまつわる体のしんどさについてのお話をしていきたいと思います。

多分、人によって得意な季節や苦手な季節というのがあるかと思います。

あなたはいかがでしょうか？　漠然と苦手という場合もあるし、具体的なお悩みがあらわれる場合もあります。

季節ごとに出やすい不調にはこんなものがあります。

春……花粉症、めまい、耳鳴り、メンタルトラブル

夏……夏バテ、冷え、むくみ、下痢《げり》

秋……喘息《ぜんそく》、秋の花粉症、ぎっくり腰

冬……風邪、インフルエンザ、神経痛

もしあなたが特定の季節が苦手だったり、このような不調を感じたりしている場合、「季節の養生」がうまくいっていない可能性があります。

対策を講じる「タイミング」を間違えない

たとえばあなたが、ある特定の季節にしんどさを感じやすいとしましょう。実は、**季節の不調というのは、一つ前の季節の不養生が原因**になります。

最近では春先に調子を崩す人が多いので、それを例にあげてみましょう。

春の一つ前の季節は冬ですね。先ほどもお話ししたように、冬は一年の中で一番大人しく過ごしたい季節です。

でも、世間的には年末年始を含むこの時期は、悲しいかな一年で一番忙しい時期でもあります。年末進行で毎日夜遅くまで働いて、やっと仕事が片付いたら「お疲れ様ー」と冷たいビールをがぶがぶ飲む。

そうすると、春になる頃にはすっかり体から「気」がなくなってしまい。季節の変化に全くついていくことができずに、不調があらわれてしまうのです。

特に**毎年、特定の季節に調子を崩してしまう人は、「調子を崩す一つ前の季節」に集中して養生すること**をオススメします。

また、これ以外でも引っ越しや就職、入学など大きな変化を伴うイベントも、本人が気づかないうちにストレスを受けるので、その後になる季節は注意が必要です。

「3カ月」で心も体も変身する

本章の冒頭でも述べましたが、「何となくのしんどさ」がいつの間にかましになっているということってありますよね。

こういうのは、季節の悩みが関連している場合があります。


たとえば春の花粉症のお悩みは、たいてい2月の立春頃から始まって、5月の頭の立夏のあたりに落ち着く場合が多いです。

同じく春に出やすいめまいや頭痛なども、このあたりの時期にましになるみたいなことが、多くの人に起こります。

季節というのは3カ月ごとに移り変わっていきますから、苦手な季節が終わると嘘みたいによくなってしまうということもあるのです。

体のしんどさって、そのときは「これが一生続くのかも……」と不安になったりするんですけど。一度治るときれいさっぱり忘れてしまうので、そのあたりのことは覚えていない人も多いかもしれません。

大きな不調があったときでも、最低3カ月間は体を大事にしておくと、またすぐにしんどくなってしまうみたいなことが防げます。

「気」の変化というのは、今日明日というようなハイスピードではなく、これくらいゆったりとした変化をするということは覚えておいてください。

「自分を長い目で見る」、これも一つの養生です。

私達の体を守ってくれる「衛気バリア」の話

さて、こんな話ばかり聞いていると季節のことをすごく怖く感じてしまうかもしれません。しかし安心してください。私たちを、季節のしんどさから守ってくれる気の働きがあります。

これを**「衛気《えき》」**と呼びます。**衛気とは、体の表面を覆《おお》っている「オゾン層」のような働きをする気のこと**です。太陽からは日々有害な紫外線がたくさん出ているのですが、地球を覆っているオゾン層がそれをやわらげてくれています。そのおかげで、私たちは元気に地球で生活ができているのです。

それと同じように、衛気は自然の影響を少し薄めて、私たちにとってちょうどよくなるように調整してくれています。自然の影響をより具体的にいうと、暑さや寒さ、天気、ウイルス……など。環境の変化すべてのことです。

この衛気のバリアが弱まると、私たちは季節の影響をもろに受けてしまうので、途端に季節の変化に振り回されるようになります。

じゃあどんなときに衛気は弱るかというと……、**日常生活の不養生をしているとき**です。だから、結局は普通の養生を心がけていきましょうね、ということになるんです。

◎外部の刺激から身を守るバリアがある

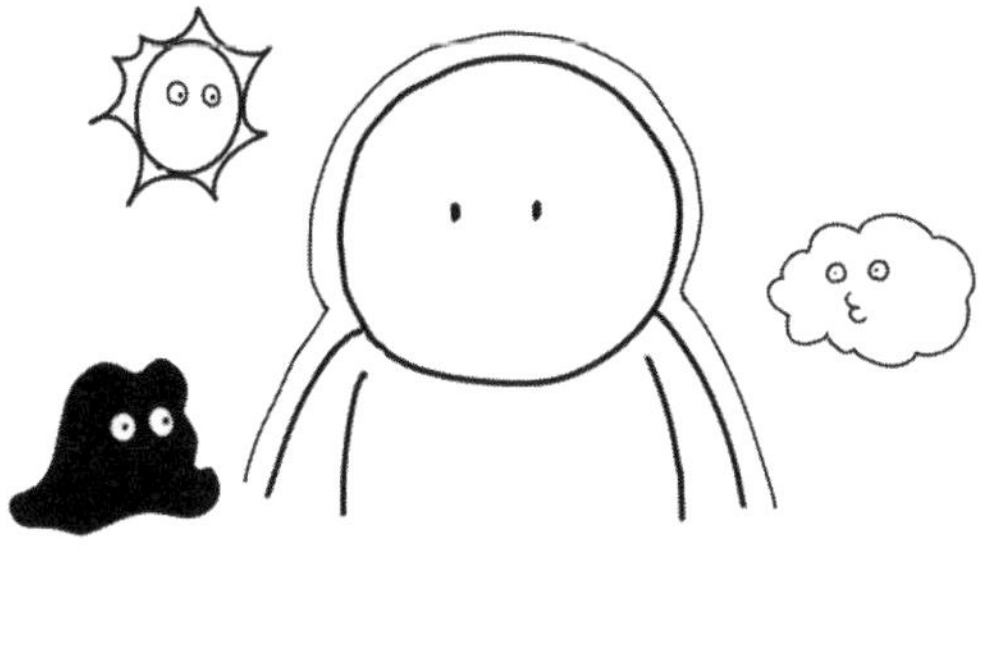

次の季節の健康度を高める「土用の過ごし方」

「季節の変わり目は調子を崩しやすい」なんて感じる人は結構多いのですけど、春から夏、夏から秋と、**季節が切り替わる間の時期のことを「土《ど》用《よう》」**と呼びます。

土用というと、鰻《うなぎ》をいただく夏の土用が有名ですが、正確に言えば、一年には4回の土用があります。立春、立夏など、季節が始まる前の約18日間が「土用の期間」なのです。

土用の期間は季節の変わり目ですから、とにかく調子を崩す人が増えますので、注意が必要です。

体の疲れって、たとえるならコップに入れた水みたいなものです。

水が少なければ特に問題はありませんが、かろうじて表面張力で持ちこたえているというくらい水がたまったコップだとしたら、どうでしょうか。

普段は、なんとかギリギリのところでバランスを保っているのに、ふいにやってくる暑さ・寒さや雨風などの天気や気候の変化、それに伴う気持ちの変化など、様々な要素が私たちを大きくゆさぶってきます。特に何の対策もしなければ、コップの水があふれるように、すっかり調子を崩してしまうことでしょう。

◎「土用」はどうしても調子を崩しやすい

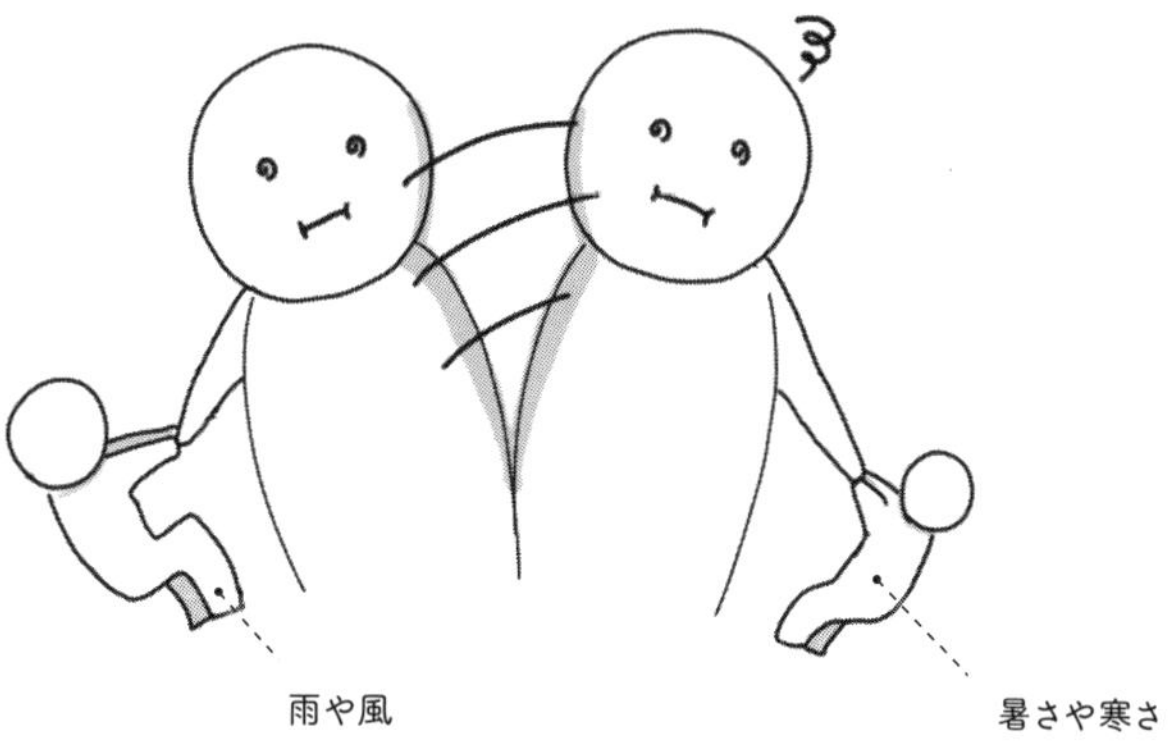

季節の変わり目こそ「頑張らない」がものをいう

パソコンがトラブルを起こしてしまったときに、最低限の機能だけを使って起動をする「セーフモード」というのがあります。私たちも、土用期間中は、生活の中に「セーフモード」を取り入れてみてはいかがでしょうか。

・いつも以上に食べすぎない
・普段より早く寝る
・とにかく無理しない（もうちょっと頑張りたいところをグッとこらえる）
ｅｔｃ……

そんなことに気をつけていただくと、次の季節に向かう態勢が立て直しやすくなります。

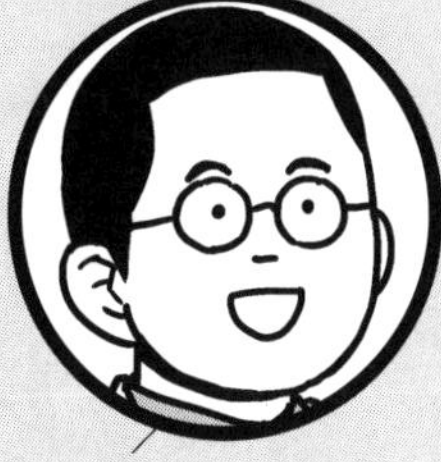

CHAPTER

7

環境の養生

自分で「環境を整える」簡単な方法

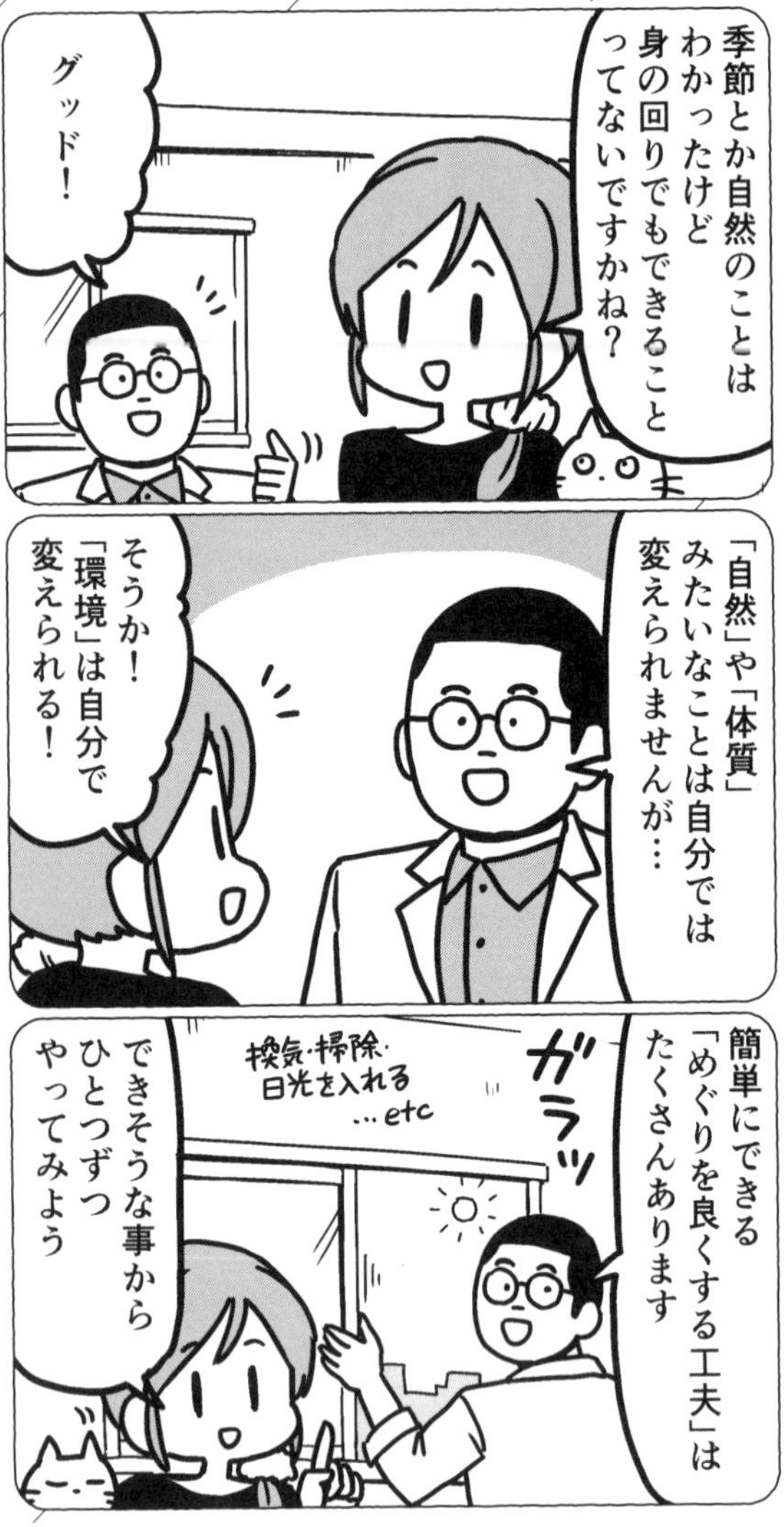

「心地いい環境」で、たっぷり充電！

私たちの体や心は、驚くほどまわりの環境の影響を受けています。

生まれ持った体質や年齢などは自力で変えることはできませんが、**環境は、自力で変えることができます。**

できることなら上手に活用をしていきたいし、手の届く範囲は整えておきたいところです。

環境から体を養う作法について考えていきましょう。

起きたらまず、「太陽の光」を背中に浴びる

私は趣味でよくキャンプに行くのですけど、自然の中にいると**太陽の力**の偉大さをことさら感じることができます。

秋冬の寒い時期、まだ日が出る前に目を覚ますとあたりは静まりかえって地面から強烈な冷気が上がってきます。日の出前というのは寒い上になんだか怖い。少し辛抱していると、だんだんと夜が明けて日が昇ってきます。すると、途端に地面や空気は温かくなっていきます。**冷えて強張っていた体も、日光を浴びるとやわらかくなり、心もほっとしてきます**。

ありがとう、太陽。

こういうのは、何も山や草原の中にいるときだけではありません。

太陽は、私たちの生活にとって一番身近で心強い自然の力です。ぜひ、意識して取り入れていきましょう。

日光から陽気をパワーチャージ！

まず一番簡単なのは、朝起きてすぐにカーテンを開けて太陽の光を浴びることです。**日光は、背中に浴びるのがオススメ**です。

人の体は、背中が陽（表側）で、お腹が陰（裏側）になっているからです。背中側を温めることで、より積極的に陽気を養うことができます。

5分ほど浴びていると、背中がだんだんと温かくなってくるのを感じると思います。背中が温かくなると筋肉もほぐれて、呼吸もラクになり、今日一日を動く元気がわいてきます。

「そんな簡単なことで、本当に体がラクになるのかな？」と思うかもしれませんけど、これくらいのことでも体はちゃんとゆるみます。

日の光は「遮らない」

マンションなどでは、遮光《しゃこう》カーテンを使っている人も多いかと思います。しかし、遮光カーテンはせっかくのお日様の光を遮《さえぎ》ってしまうので、どうしても一日のリズムがつくりづらくなってしまいます。

特に、朝なかなか起きられないとか、夜なかなか寝付けないといったお悩みを抱えている人は、**夜寝る前に、遮光カーテンを開けてから眠るようにしてみてください。**これは休みの日で遅くまで眠っていたいときも同じくです。

遮光カーテンでお部屋を真っ暗にしておいたほうがもちろん眠りやすいのですけど、その分、体内時計が乱れてしまいます。その結果、夜になっても眠気がこない状態や、翌日に疲労を残してしまうことにもつながるのです。

部屋にだって「めぐり」が必要です

私の院は京都にありますので、近所に大きなお寺、歴史あるお寺がたくさんあるのが自慢です。

私は天気がいい日の朝は、よくお寺にお参りに行くんですけど、お寺って本当に気持ちがいい場所です。境内《けいだい》に一歩入った瞬間から空気が違う。お寺の空気はどこかシュッと引き締まっています。

本堂に入ってお参りをすると、爽やかな風が通るので清々しいし、ひんやりとした畳も最高で、ずっといられる気がします。**お寺さんというのは、よく手入れされた場所の見本のようなところ**だなと思います。

さて、ここでお話ししたいのは、**お部屋のお手入れ**について。

自然の力を借りて体を養うことは大切ですけど、**自分の力で、もっと身近な環境を整えることも可能**です。自宅やお部屋など身の回りの気がめぐっていると、日々を過ごすのがグッとラクになります。

お寺のように、長いこといろんな人の手できれいにされている場所は、気がうまくめぐっています。

私はお寺に行くたび、掃除や手入れって気をめぐらせる行為でもあるんだなと実感しますし、ちょっと面倒だけど、自分も少しくらいは掃除を頑張ろうというモチベーションが上がります。

居心地の「いい・悪い」って何で決まる？

反対に、「気がめぐっていない場」とは、どんな場所でしょうか？　たとえば「住み手がいなくなった古い空き家」をイメージしてもらうと、わかりやすいかもしれません。

「人が住んでいない家は、そうではない家に比べて劣化が早い」なんてことを言いますけど、これは気のせいではなく、事実なんだそうです。

その理由は、家の水回りが止まって傷《いた》んでしまったり、換気が行われないために空気がこもってカビが出てしまったりといった、**めぐりにまつわるトラブルが起こりやすくなるから**なんだとか。

空き家以外でも、たとえば袋小路とか地下空間も、上手に換気ができていないと、空気がこもった嫌な感じがしますよね。

・カーテンを開けて日光を入れる
・窓を開けて換気する
・いらない物は処分する
・ゆとりがあれば掃除をする

このような手入れが、部屋の気をめぐらせることにつながります。

「めぐりがよく爽やかな場にいること」が心の栄養になる

めぐっている環境ではことがうまく運びやすいですけど、気のめぐりが悪い場所ではなかなかうまくいかないことが増えてきます。特に私は自営業なので、ちょっとしたジンクスを含め、こうしたことには敏感です。

たとえばあなたも街を歩いていて、「繁盛しているお店」と「そうではないお店」には、ハッキリとした違いがあると感じたことはありませんでしょうか。

私は、しょっちゅうです。

両者の一番大きな違い、それは**「めぐり」**です。

繁盛しているお店って、総じて空気がめぐっていて場が爽やかなのです。

めぐりがよい理由は、店内の掃除が行き届いていて換気がこまめにされていたり、店員さんがキビキビ動いていたりといったことでしょう。

そして、よくめぐった爽やかな空気に惹かれたお客さんが頻繁に出入りするから、ますます空気が入れ替わり、場がめぐっていく……。

この逆は、言うまでもありませんね。お店に入った瞬間、むわっと空気がよどんでいてめぐっていないところは、あまり長居したいと思わないものです。

これは、お店に限らず、お家やお部屋、職場のデスクなんかにも言えることではないでしょうか。

「場の気をめぐらせること」って、気分転換の意味もありますが、**「あなた自身の気をめぐらせる助け」にもなっている**はずです。

「何かと思い通りに進まない」ときには

日頃、生活をしていると、「なんだか空気が悪いな」、とか「何となくリズムが悪いな」と感じることがありますね。

とはいえ、その都度、掃除をする時間もありませんから、私は、簡単にできることで気をめぐらせます。たとえば、

・外に水を撒《ま》く
・お香を焚《た》く
・手を洗う
・消毒をする
・シャワーを浴びる
・窓を開ける
・深呼吸をする
・散歩をする
・植物に水をあげる　……etc.

なんだかうまくいっていないとき、仕切り直したいときはまわりの気を整える。地味だけど、とても大事なことです。私の院でもお一人施術をするごとに、

こんなルーティンを行うことにしています。

換気→消毒→手洗い→お香を焚く

もちろん衛生管理という目的もありますが、「場の気をめぐらせる」という意味合いもあります。私にとっては気をめぐらせて、次の方を気持ちよくお迎えするための、大切な準備なのです。

〝ため込んだモヤモヤ〟を外に出すには、まず「ため息」

「めぐり」について触れたので、ここで「呼吸」で体の中の気をめぐらせる方法についてお話しします。

体の内側と外側で「気」を出し入れする呼吸は、体のめぐりを司る最たるものです。呼吸は生きている証《あかし》であり、これが止まってしまうことは生命の終わりを意味します。

呼吸には、体の気の状態がよくあらわれますし、「呼吸すること」自体で体と心を養うこともできます。

モヤモヤ、ソワソワなどの何ともいえない心の不安定感をしずめたいとき、

効果的なのが、呼吸を整えることです。

思い悩んでいるときや、不安で緊張しているときというのは、知らず知らずのうちに呼吸が浅くなっています。呼吸が浅くなると、体のほうもより緊張状態になって、ますます強く緊張し、不安を感じるようになってしまう……。

こんなときは、**まずは「ハアーー」とため息をついて、体内の換気をしましょう。**呼吸を整えるときは、とにもかくにも**「まず吐くこと」**を意識します。呼吸というのは構造上、「吐く」よりも「吸う」ほうが得意にできています。つまり、しっかり吐くことさえできれば、自然とたくさん吸うことができるのです。

ですから、**ため息はどんどんついていきましょう。**

「何か悩みでもあるの？」って心配されるかもしれませんが、たまにはため息くらいついたっていいじゃないか、人間だもの。

ちなみに五臓の「肺」が弱ると、自然と愚痴やため息が出やすくなります。これは、愚痴やため息を出すことで、「肺」の働きを助けているとも言えます。

心と体は、やっぱりワンセット
——いい調子をキープするコツ

東洋医学では、心と体を一体として考えます。

これはどういうことかというと、心が動くと、気も動いて変化をします。古典では、心と気の関係についてこのように説明しています。

怒ると気が上がる
喜ぶと気がゆるむ
思い悩むと気が結ぶ
悲しむと気が消える
恐れると気がめぐらず
驚くと気が乱れる

……といった具合です。

日々変化する私たちの感情。それに合わせて「気」も忙しく動き回っています。

こういった「気」の動きは、体にも影響を与えます。

・イライラすると顔が真っ赤になって肩が張る
・笑うと肩の力が抜けて緊張がゆるむ
・過去のことをあれこれ思い悩むと食欲がなくなる
・人間関係など憂いが多いと息が詰まる
・恐怖を感じると体は硬直する

なんとなく経験がありますね。

その不安、〝ニセモノ〟かも

心と体はどちらも同じく「気」の影響で動きます。

だから、**東洋医学では心と体を分けて考えることをしない**のです。

ストレス過多の現代人にとって、ものすごく役に立つ考え方、生きた知恵ではないでしょうか。

だから、**「元気なときに感じる不安」と「弱っているときに感じる不安」とは、全くの別物**だと考えてください。

たとえば、テレビで遠方での災害などのニュースを見たり、近所のお店が閉店したりしていたとき。いつもならそれほど衝撃ではないことでも、体が弱っているときには、たまらなく不安になったり、悲しくなったりするものです。

「不安の感じ方」というのは、そのときの体調によって大きく左右されるのですが、コツコツと体を養うことで、そうしたものに振り回されることはどんどん減っていきます。

気にしやすい人、繊細な人も、どうか**〝見せかけの不安〟に惑《まど》わされることのないよう**にしてほしいと思います。

EPILOGUE

——「頑張る」から「養う」へ、これが健やかさの「新常識」

本書を最後までお読みいただき、ありがとうございます。

「頑張りすぎがしんどさを生む、だから養生を身につけましょう」というのが本書のテーマでした。

実は私自身、元々すごく頑張り屋さん。**頑張るのが得意で、養うのが苦手。**それで、大きな失敗をしたこともあるんです。

本書の最後のご挨拶代わりに、私の苦い経験談と、それをきっかけに生まれた「養生」に対する思いについて、お話しさせてください。

これは、ある年の暮れのことです。

おかげ様で年末も予約がたくさん入り、商売としては恵まれ繁盛していましたが、非常に忙しい年でした。

お灸堂は、私一人。お疲れの患者さん全員に、たった一人で応えなくてはなりません。私は連日、遅くまで必死に働き続けました。

そのしわ寄せが来たのでしょうか。お正月休みに入り妻の実家に帰省した途端、私は家族がびっくりするくらいの高熱を出し、倒れました。正月の三が日は、ほぼ寝たきり状態です。

3日間寝込んだあたりでやっと回復し、少しだけ元気になりました。特にすることのない妻の実家で暇を持て余した私は、ふと、今後、娘3人にかかる学費と自分たち夫婦の老後の資金のことが気にかかり、計算を始めたのです（人間、暇になるとロクなことをしないというのは、こういうことです！）。

計算を始めた私は、愕然《がくぜん》としました。

この先、数十年の自分の頑張りは、きれいさっぱり、そのまま娘たちの学費に消えてしまうということがわかったからです。

このときの私の状況をご説明しますと、ようやく勤務先から独立を果たし、自分の治療院であるお灸堂を開業してから数年たった頃でした。お灸堂を始めたばかりの頃は、集客に苦労したものです。しかし、ちょうどその頃は、少しずつ仕事も安定してきたタイミングでした。

今まで人並み以上に頑張り続けてきた。そんな自分もやっと、ひと息つけるかな……。そんなふうに安心しかけた矢先のことでしたから、私は力が抜けたような感覚になりました。

「今までだって十分頑張ってきたつもりなんだけど、これから先もずっとずっと、もっともっと、頑張り続けなくちゃいけないんだなぁ……」

私が「自分のペース」を取り戻したきっかけ

そこからしばらく、私はずいぶん落ち込みました。当時の記憶は正直、あまりありません。

私を見ていた妻によると、朝方、暗い顔をしてフラフラと家を出て行ってなかなか帰って来なかったことが何度もあったとか。

「この人は大丈夫なんだろうか。病院に行かせたほうがいいんじゃないか」と本気で心配をしてくれていたそうです。


さて、そんなどん底の自分を支えてくれ、回復のきっかけになってくれたものは何か。

そうです、それが**「養生」**の考え方です。**「養う思想」**です。

「頑張る」というのとは別のベクトルの力を手に入れることができたおかげで、私は心身共に安定を取り戻しました。そして、お灸堂での施術の他に、マンガの監修やコラムの執筆など、養生にまつわる活動にも積極的に取り組むことができるようになりました。本書だって、そうした活動がなければ、この世に生まれなかったことでしょう。

「大きな病気や不調というのは、その人の価値観が変わるきっかけになる」という話を聞いたことがありますが、私の場合もまさにそうでした。

ただ、**できたらそうなる前に立ち止まって、自分自身を振り返ってみてほしいと思います。**

人間は、いつも頑張ってはダメなんです

頑張りグセがついている人に対して「頑張らないで」というのって、酷《こく》な話だと思います。だって、頑張りグセってパソコンに標準装備されているＯＳみたいなものですから。本人としてはただ普通にしているだけで、勝手に〝頑張って〟しまいます。

だからこの本では、できるだけ具体的に心と体を養う「養生の作法」についてお話をしてきました。

・温めるとゆるむ

・触れると元気になる

・眠ると休まる
・動くとめぐる

どれもこれも当たり前のことばかりですが、こんな**ちょっとしたことを繰り返すだけで、体は自然と変化をしていきます。**

これは日本舞踊をしている人から聞いた話なんですけど、ずっと着物を着ていると、自然と着物が似合う体になってくるんだそうです。

ご存じ、京都には舞妓さんがいますね。彼女らも、舞妓になりたての頃、着物を着始めてすぐは着物が似合わず、どこかぎこちない動きをしています。

でも着始めて3カ月もすると、スッと肩が落ちて、ハッとするほど着物が似合うようになるんだそうです（もちろん、立ち居振る舞いがサマになるという面もあるのかもしれません）。

ちなみに、私は帽子が好きでよくかぶるんですけど、最初「似合わないな」と感じた帽子でも、ちょっと我慢してかぶっているうちに、本当にだんだんと似合うようになってくるから不思議です。

「体ってすごく変わるなあ」というのは、確かに私自身も日々、施術を通して実感していることです。

どうやら、**人の体というのは、私たちが思っているよりずっと柔軟で、変化しやすいもの**みたいです。

こう思えるようになったら上出来

だから、本書にある「養い」をどれか一つでもいい、気軽にできそうなものを取り入れてみてください。あなたの体は、それに絶対に応えてくれますから。何しろ人の体は変わりやすいもの。「変化するな」というほうが、難しいのです。

それに、途中で面倒くさくなったり、しんどくなったりして何もできない時期があったとしても、全然大丈夫ですよ。

何もしない時間って、決して無駄な時間じゃありません。

何もしない時間は、**「心と体を養う時間」**です。

いつの間にかあなたに染みついた「頑張りグセ」が、少しずつ「養いグセ」に変化して、心身共に余裕ある、豊かな生活ができますように。

私と一緒に、今日から養っていきましょう。

頑張り屋さんのあなたが、いつの間にか背負うようになってしまった心の荷物。本書が、それを少しでも軽くする一助になったなら幸いです。

２０２１年　秋の京都にて

すきさん（鋤柄《すきから》　誉啓《たかあき》）

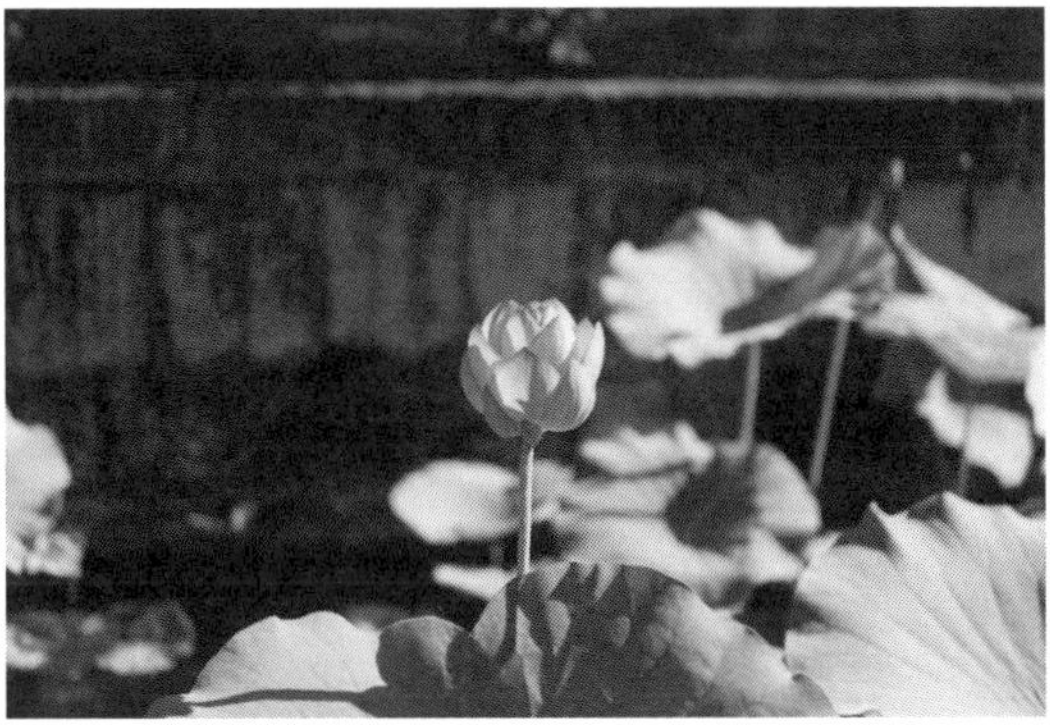

〈参考文献〉

『黄帝内経素問』小栗英一・藪内清　訳（中央公論社）

『養生訓』貝原益軒　著、松田道雄　訳（中央公論新社）

『養生訓・和俗童子訓』貝原益軒　著、石川謙　校訂（岩波書店）

『気の自然像』山田慶兒　著（岩波書店）

『睡眠のはなし』内山真　著（中央公論新社）

『やさしい自律神経生理学』鈴木郁子　編著（中外医学社）

『脈から見える世界』古典鍼灸研究会（付脈学会）編（医道の日本社）

『いちばんやさしい痛みの治療がわかる本』伊藤和憲　著（医道の日本社）

『日本鍼灸医学（経絡治療・基礎編）』経絡治療学会　編纂（経絡治療学会）

『経絡経穴概論』教科書執筆小委員会　著、東洋療法学校協会　編（医道の日本社）

『お灸で病気を治した話』深谷伊三郎　著（鍼灸之世界社）

『皮膚は考える』傳田光洋　著（岩波書店）

『手の治癒力』山口創　著（草思社）

『ケリー・スターレット式「座りすぎ」ケア完全マニュアル』ケリー・スターレット、ジュリエット・スターレット、グレン・コードーザ　著、医道の日本社編集部　訳（医道の日本社）

『森林浴』李卿　著（まむかいブックスギャラリー）

すきさん

本名・鋤柄 誉啓（すきから たかあき）。1985年愛知県生まれ、京都府在住。鍼灸師・お灸堂院長。明治国際医療大学にて鍼師、灸師の国家資格を取得後、2013年、お灸と養生の専門サロン「お灸堂」を京都で開院。独自の心地よいお灸の施術が評判を呼び、地元はもとより全国から来院者がやってくるように。現在は、自院で日々施術や健康相談にのるかたわら、「シンプル」「わかりやすい」「ユーモア」をモットーに、楽しく続けられるお灸や養生についてのコツを、毎日Twitterで発信中。また、テレビやラジオへの出演、雑誌コラムの執筆、お灸にまつわるプロダクトの企画・販売（フェリシモ「ふれあい灸活プログラム」）など、臨床家の枠にとらわれない幅広い活動を行っている。鍼灸専門学校やオンラインサロンで鍼灸師指導を行うなど、後進の育成にも力を入れている。監修した本に、『きょうの灸せんせい』（秋田書店）がある。

Twitterアカウント
すきさん
@sukikara_okyudo

ゆるませ養《よう》生《じょう》

“何《なん》だかしんどい”を楽《らく》にする
「自分《じぶん》を大事《だいじ》にする作法《さほう》」

2021年11月１日　第1刷発行
2022年８月30日　第4刷発行

著者 ―――――――― すきさん
発行者 ――――――― 佐藤 靖
発行所 ――――――― 大和《だいわ》書房
〒112-0014 東京都文京区関口1-33-4
電話 03-3203-4511

ブックデザイン ――― chichols
カバーイラスト、マンガ ― 大沖
イラスト ―――――― すきさん
本文印刷 ――――― 信毎書籍印刷
カバー印刷 ――――― 歩プロセス
製本 ――――――― 小泉製本
編集 ――――――― 荻田真理子

ISBN978-4-479-78543-9

https://www.daiwashobo.co.jp/